Motiviert zum Erfolg: Entdecke deine innere Antriebskraft

Anhang:

- Arbeitsblätter und Übungen zur Selbstreflexion und Motivationssteigerung

- Literaturverzeichnis mit empfohlener weiterführender Literatur

- Glossar mit wichtigen Begriffen und Definitionen

1. Einleitung:

Herzlich willkommen zu diesem Motivationsbuch, das darauf abzielt, Ihnen die Werkzeuge und Inspirationen zu geben, um Ihre Motivation zu steigern und Ihr volles Potenzial zu entfalten. In unserem hektischen und anspruchsvollen Alltag ist es nicht immer leicht, unsere Ziele zu verfolgen und unsere Motivation aufrechtzuerhalten. Doch Motivation ist der Schlüssel, der uns antreibt, Hindernisse zu überwinden, Herausforderungen anzunehmen und unser Leben aktiv zu gestalten.

In dieser Einleitung möchten wir Ihnen einen Überblick über die Bedeutung von Motivation geben und die Zielsetzung dieses Buches erläutern. Wir werden uns mit der grundlegenden Frage befassen: Was ist Motivation und warum ist sie von großer Bedeutung in unserem persönlichen und beruflichen Leben? Außerdem werden wir einen Blick auf die verschiedenen Arten der Motivation werfen und wie sie unser Verhalten beeinflussen können.

Motivation ist mehr als nur ein vorübergehendes Gefühl von Enthusiasmus. Sie ist der innere Antrieb, der uns antreibt, unsere Ziele zu verfolgen, unsere Träume zu verwirklichen und unser Potenzial zu entfalten. Ob es darum geht, eine neue Karriere anzustreben, ein persönliches Projekt zu realisieren oder unsere Gesundheit und Fitness zu verbessern - Motivation ist der Schlüssel, der uns auf dem Weg zum Erfolg begleitet.

Dieses Buch ist dafür konzipiert, Ihnen praktische Werkzeuge, erprobte Strategien und inspirierende Geschichten zu bieten, um Ihre Motivation zu steigern und Ihre Ziele zu erreichen. Wir werden uns mit Themen wie der Identifizierung Ihrer Motivationsquellen, dem Umgang mit Rückschlägen, der Entwicklung eines positiven Mindsets und der Schaffung einer unterstützenden Umgebung beschäftigen.

Unser Ziel ist es, Ihnen dabei zu helfen, Ihre Motivation aufrechtzuerhalten, selbst in Zeiten von Unsicherheit und Herausforderungen. Wir sind davon überzeugt, dass jeder Mensch das Potenzial hat, Großartiges zu erreichen, wenn er seine innere Motivation entfacht und gezielt einsetzt.

1.1 Hintergrund und Bedeutung von Motivation:

Motivation ist ein faszinierendes Phänomen, das in jedem Aspekt unseres Lebens präsent ist. Egal ob wir persönliche Ziele verfolgen, beruflichen Erfolg anstreben oder unsere Beziehungen verbessern möchten. Die Motivation spielt eine entscheidende Rolle. Sie ist der innere Antrieb, der uns dazu antreibt, nach vorne zu schreiten, Hindernisse zu überwinden und unsere Träume zu verwirklichen.

Der Hintergrund von Motivation reicht tief in die menschliche Natur und Psychologie hinein. Bereits seit Jahrzehnten beschäftigen sich Forscher und Psychologen mit der Frage, was Menschen motiviert und welche Mechanismen hinter diesem Phänomen stehen. Zahlreiche Theorien und Modelle wurden entwickelt, um die Komplexität der Motivation zu verstehen und Wege zu finden, sie zu steigern.

Die Bedeutung von Motivation kann nicht unterschätzt werden. Motivierte Menschen haben mehr Energie, Ausdauer und Entschlossenheit, um Herausforderungen anzunehmen und ihre Ziele zu erreichen. Sie sind auch widerstandsfähiger gegenüber Rückschlägen und lassen sich weniger von Hindernissen entmutigen. Motivation ist ein Schlüssel zur persönlichen Entwicklung, beruflichem Erfolg und einem erfüllten Leben.

1.2 Zielsetzung des Buches:

Das Ziel dieses Buches ist es, Ihnen ein umfassendes Verständnis von Motivation zu vermitteln und Ihnen praktische Werkzeuge und Strategien an die Hand zu geben, um Ihre eigene Motivation zu steigern und aufrechtzuerhalten. Wir möchten Sie dabei unterstützen, Ihre inneren Barrieren zu überwinden, Selbstzweifel zu besiegen und Ihre Ziele mit Leidenschaft und Entschlossenheit zu verfolgen.

Dieses Buch bietet Ihnen eine umfangreiche Erkundung der verschiedenen Aspekte der Motivation. Wir werden die Grundlagen der Motivation erforschen, die verschiedenen Arten von Motivation verstehen und die psychologischen Theorien kennenlernen, die ihr zugrunde liegen. Darüber hinaus werden wir uns mit praktischen Strategien befassen, um Hindernisse zu überwinden, die Motivation am Arbeitsplatz zu steigern, Beziehungen zu stärken und eine langfristige Motivation aufrechtzuerhalten.

Unser Ziel ist es, Ihnen nicht nur theoretisches Wissen zu vermitteln, sondern Ihnen auch konkrete Werkzeuge und Übungen anzubieten, die Sie in Ihrem Alltag anwenden können. Wir möchten Sie dazu ermutigen, Ihre eigene Motivation zu entdecken, Ihre Stärken zu nutzen und Ihr volles Potenzial zu entfalten.

Denken Sie daran, dass Motivation ein individueller Prozess ist und jeder seine eigenen Motivationsfaktoren hat. Dieses Buch wird Ihnen verschiedene Ansätze und Techniken vorstellen, aus denen Sie wählen können. Finden Sie diejenigen, die am besten zu Ihnen passen und passen Sie sie an Ihre Bedürfnisse und Ziele an.

Bereiten Sie sich darauf vor, Ihre Motivation zu entfachen und ein erfülltes, zielgerichtetes Leben zu führen. Lassen Sie uns gemeinsam in die spannende Welt der Motivation eintauchen und die Werkzeuge entdecken, die Ihnen helfen werden, Ihre Motivationsziele zu erreichen. Egal, ob Sie sich in einer Phase der Stagnation befinden, Ihre Leidenschaft wiederaufleben lassen möchten oder nach neuen Wegen suchen, um Ihre Ziele zu erreichen, dieses Buch wird Ihnen dabei helfen, Ihre Motivation auf eine ganz neue Ebene zu bringen.

Die Reise zur Steigerung Ihrer Motivation beginnt jetzt. Tauchen wir ein in die verschiedenen Aspekte der Motivation, erkunden wir die tiefgründigen Theorien und Konzepte und wenden wir sie auf Ihr eigenes Leben an. Nutzen Sie dieses Buch als Ihren persönlichen Begleiter, der Sie inspiriert, Ihnen neue Perspektiven eröffnet und Ihnen praktische Werkzeuge an die Hand gibt.

2. Was ist Motivation?:

Die Motivation ist ein faszinierendes und komplexes Phänomen, das eng mit unserem Verhalten, unseren Zielen und unseren Emotionen verbunden ist. In der Psychologie wird Motivation als der innere Antrieb oder die Energie beschrieben, die uns dazu veranlasst, bestimmte Handlungen zu initiieren, aufrechtzuerhalten und abzuschließen, um unsere Bedürfnisse und Ziele zu erfüllen.

Motivation ist der Schlüssel, der uns antreibt, unsere Grenzen zu überschreiten, Hindernisse zu überwinden und uns kontinuierlich weiterzuentwickeln. Sie ist der treibende Motor hinter unseren Bemühungen, sei es im persönlichen oder beruflichen Bereich. Ohne Motivation würden wir keine Ziele setzen, keine Anstrengungen unternehmen und stagnieren.

Es gibt verschiedene Faktoren, die unsere Motivation beeinflussen. Ein wichtiger Aspekt ist die Erfüllung unserer Bedürfnisse. Maslows Bedürfnispyramide veranschaulicht die hierarchische Struktur der menschlichen Bedürfnisse, angefangen von den grundlegenden physiologischen Bedürfnissen wie Hunger und Durst bis hin zu höheren Bedürfnissen wie sozialer Anerkennung und Selbstverwirklichung. Wenn unsere grundlegenden Bedürfnisse erfüllt sind, sind wir motiviert, unsere höheren Bedürfnisse zu verfolgen.

Ein weiterer wichtiger Faktor ist unsere Wahrnehmung von Belohnungen und Bestrafungen. Extrinsische Motivation bezieht sich auf die Motivation, die von äußeren Anreizen wie Belohnungen oder Bestrafungen ausgeht. Wenn wir eine positive Verstärkung für unser Verhalten erhalten, sind wir motiviert, es fortzusetzen. Auf der anderen Seite können negative Konsequenzen uns dazu motivieren, bestimmte Handlungen zu vermeiden. Diese Art der Motivation kann jedoch begrenzt sein, da sie von äußeren Einflüssen abhängig ist.

Die intrinsische Motivation hingegen entspringt unserem inneren Antrieb, unserem Interesse und unserer Freude an einer Aktivität selbst. Wenn wir intrinsisch motiviert sind, finden wir Freude und Befriedigung in dem, was wir tun, und unser Engagement und unsere Ausdauer sind in der Regel höher. Intrinsische Motivation kann auf autonomen Entscheidungen basieren, die unseren persönlichen Werten und Interessen entsprechen.

Die Motivation ist auch eng mit unseren Zielen verbunden. Das Setzen von klaren, realistischen und herausfordernden Zielen kann unsere Motivation steigern, indem es uns einen klaren Fokus und eine Richtung gibt. Durch die Festlegung von Zielen können wir unsere Energie und Ressourcen gezielt auf bestimmte Handlungen lenken, um diese Ziele zu erreichen.

Es ist wichtig zu betonen, dass Motivation nicht immer konstant ist. Sie kann schwanken und von verschiedenen Faktoren beeinflusst werden, wie zum Beispiel von äußeren Umständen, unserem emotionalen Zustand und unseren Erfahrungen. Es ist normal, dass unsere Motivation im Laufe der Zeit abnimmt oder sich verändert. Daher ist es wichtig, Strategien und Techniken zu entwickeln, um unsere Motivation aufrechtzuerhalten und zu stärken, insbesondere wenn wir mit Herausforderungen und Rückschlägen konfrontiert sind.

Eine wichtige Komponente, um die Motivation aufrechtzuerhalten, besteht darin, unser Selbstbewusstsein und unsere Selbstwirksamkeit zu stärken. Indem wir uns unserer Stärken und Fähigkeiten bewusst werden und uns an vergangene Erfolge erinnern, können wir unser Vertrauen in unsere Fähigkeit, Ziele zu erreichen, stärken. Positive Selbstgespräche und die Nutzung von Affirmationen können ebenfalls dazu beitragen, eine optimistische Einstellung und eine starke Motivation aufrechtzuerhalten.

Es ist auch wichtig, Hindernisse und negative Denkmuster zu erkennen und aktiv anzugehen. Selbstzweifel, Angst vor Misserfolgen oder Prokrastination können unsere Motivation beeinträchtigen. Durch den Einsatz von bewährten Strategien wie der Aufteilung großer Ziele in kleinere, machbare Schritte, dem Schaffen einer unterstützenden Umgebung und dem Einsatz von Zeitmanagementtechniken können wir diese Hindernisse überwinden und unsere Motivation wiederbeleben.

Motivation ist nicht nur ein individuelles Phänomen, sondern kann auch durch soziale Interaktionen und Unterstützung beeinflusst werden. Das Teilen unserer Ziele und Fortschritte mit anderen Menschen, die uns unterstützen und ermutigen, kann unsere Motivation stärken. Die Einbindung in motivierende soziale Gruppen oder Teams kann ebenfalls zu einer erhöhten Motivation führen, da wir uns gegenseitig motivieren und unterstützen können.

Letztendlich ist Motivation ein dynamischer Prozess, der von verschiedenen internen und externen Faktoren beeinflusst wird. Indem wir uns bewusst mit unserer Motivation auseinandersetzen, unsere Ziele klar definieren und Strategien zur Stärkung unserer Motivation entwickeln, können wir unsere Chancen auf Erfolg erhöhen und ein erfülltes, zielgerichtetes Leben führen.

2.1 Definition und Bedeutung:

Die Definition von Motivation ist vielschichtig und kann je nach Kontext variieren. Im Allgemeinen bezieht sich Motivation auf den inneren Antrieb, der uns dazu veranlasst, bestimmte Handlungen zu initiieren, aufrechtzuerhalten und abzuschließen, um unsere Bedürfnisse und Ziele zu erfüllen. Es ist der innere Motor, der uns vorantreibt und uns Energie und Ausdauer verleiht, um Hindernisse zu überwinden und Herausforderungen anzunehmen.

Motivation kann als eine Kombination von Faktoren betrachtet werden, die unsere Verhaltensweisen, Gedanken und Emotionen beeinflussen. Sie wird sowohl von inneren als auch von äußeren Einflüssen beeinflusst. Innere Faktoren umfassen persönliche Werte, Interessen, Überzeugungen und Ziele, während äußere Faktoren extrinsische Anreize wie Belohnungen, Anerkennung oder Bestrafungen beinhalten können.

Die Bedeutung von Motivation liegt darin, dass sie den Unterschied zwischen Stagnation und Wachstum, zwischen Erfolg und Misserfolg ausmachen kann. Motivation ist der Schlüssel, der uns dazu bringt, unsere Ziele zu setzen, Anstrengungen zu unternehmen und durchzuhalten, auch wenn es schwierig wird. Sie ermöglicht es uns, Herausforderungen anzunehmen, Hindernisse zu überwinden und uns kontinuierlich weiterzuentwickeln.

Motivation spielt eine entscheidende Rolle bei der Gestaltung unseres Lebens und unseres Wohlbefindens. Sie beeinflusst unsere Entscheidungen, unsere Leistung, unser Engagement und unsere Zufriedenheit. Eine starke intrinsische Motivation, die von inneren Werten und Interessen angetrieben wird, kann uns ein Gefühl der Erfüllung und Leidenschaft für das, was wir tun, vermitteln. Eine gesunde extrinsische Motivation, die durch äußere Belohnungen und Anreize unterstützt wird, kann uns zusätzlichen Ansporn bieten, bestimmte Ziele zu erreichen.

2.2 Die Rolle der Motivation im persönlichen und beruflichen Leben:

Motivation spielt sowohl im persönlichen als auch im beruflichen Leben eine entscheidende Rolle und beeinflusst maßgeblich unsere Handlungen, Entscheidungen und Ergebnisse.

Im persönlichen Leben ist Motivation von großer Bedeutung, um persönliche Ziele zu setzen und zu erreichen, die eigene Entwicklung voranzutreiben und ein erfülltes Leben zu führen. Sie ermöglicht es uns, unsere Träume zu verfolgen, Herausforderungen anzunehmen und uns selbst zu übertreffen. Motivation hilft uns, unsere Selbstwirksamkeit und Selbstvertrauen zu stärken, indem wir unsere Fähigkeiten und Stärken weiterentwickeln und unsere Grenzen erweitern. Sie ist ein wichtiger Antrieb für persönliches Wachstum, berufliche Weiterentwicklung und die Erfüllung unserer individuellen Bedürfnisse und Wünsche.

Im beruflichen Leben spielt Motivation eine entscheidende Rolle für unsere Leistung, Produktivität und Zufriedenheit am Arbeitsplatz. Motivierte Mitarbeiterinnen und Mitarbeiter sind in der Regel engagierter, kreativer und bereit, zusätzliche Anstrengungen zu unternehmen, um ihre Aufgaben erfolgreich zu erledigen. Sie haben eine positive Einstellung und sind bestrebt, ihre beruflichen Ziele zu erreichen. Motivation am Arbeitsplatz kann zu einer höheren Produktivität, einer verbesserten Arbeitsqualität und einer effizienteren Zusammenarbeit innerhalb des Teams führen.

Motivierte Mitarbeiter sind auch eher bereit, sich kontinuierlich weiterzubilden und neue Fähigkeiten zu erlernen, um mit den Anforderungen des sich ständig wandelnden Arbeitsumfelds Schritt zu halten. Sie nehmen Herausforderungen an, suchen nach innovativen Lösungen und tragen zur Entwicklung und zum Wachstum des Unternehmens bei.

Darüber hinaus spielt Motivation eine wichtige Rolle bei der Schaffung eines positiven Arbeitsklimas und der Förderung des Wohlbefindens der Mitarbeiter. Wenn Mitarbeiter motiviert sind, fühlen sie sich oft zufriedener mit ihrer Arbeit und haben ein höheres Maß an beruflicher Erfüllung. Dies kann zu einer besseren Mitarbeiterbindung, einer geringeren Fluktuation und einer positiven Unternehmenskultur beitragen.

Motivation am Arbeitsplatz kann durch verschiedene Faktoren beeinflusst werden, darunter Anerkennung und Belohnungssysteme, Möglichkeiten zur beruflichen Weiterentwicklung, ein unterstützendes Arbeitsumfeld und die Förderung von Autonomie und Eigenverantwortung. Es ist wichtig für Organisationen, diese Faktoren zu erkennen und zu fördern, um eine motivierende Arbeitsumgebung zu schaffen, in der Mitarbeiter ihr volles Potenzial entfalten können.

2.3 Die verschiedenen Arten der Motivation:

Motivation kann in verschiedene Arten unterteilt werden, die jeweils unterschiedliche Ursachen und Auswirkungen haben. Indem wir die verschiedenen Arten der Motivation verstehen, können wir besser erkennen, was uns antreibt und wie wir unsere Motivation steigern können. Hier sind einige der gängigen Arten der Motivation:

- Intrinsische Motivation: Intrinsische Motivation bezieht sich auf den inneren Antrieb, der aus unserem eigenen Interesse, unseren Werten und unserem Bedürfnis nach persönlicher Erfüllung entsteht. Menschen, die intrinsisch motiviert sind, engagieren sich in einer Aktivität, weil sie Freude daran haben, neugierig sind oder persönliches Wachstum anstreben. Das Hauptmerkmal intrinsischer Motivation ist, dass die Handlung selbst als belohnend empfunden wird, unabhängig von äußeren Anreizen oder Belohnungen. Beispiele für intrinsische Motivation sind das Lernen einer neuen Fähigkeit aus eigenem Interesse oder die Teilnahme an einem Hobby, das uns Freude bereitet.
- Extrinsische Motivation: Im Gegensatz zur intrinsischen Motivation bezieht sich die extrinsische Motivation auf den Antrieb, der durch äußere Belohnungen oder Anreize entsteht. Hier handeln wir, um etwas Externes zu erreichen, wie zum Beispiel Geld, Lob, Anerkennung oder eine Beförderung. Extrinsische Motivation kann eine wichtige Rolle spielen, um uns anzuspornen und unsere Leistung zu steigern. Allerdings ist sie oft nicht so nachhaltig wie intrinsische Motivation, da die Motivation stark von der Verfügbarkeit und Attraktivität der externen Belohnung abhängt. Wenn die Belohnung wegfällt, kann auch die Motivation nachlassen. Dennoch kann extrinsische Motivation nützlich sein, um kurzfristige Ziele zu erreichen oder spezifische Verhaltensweisen zu fördern.
- Soziale Motivation: Soziale Motivation bezieht sich auf den Antrieb, der aus sozialen Interaktionen und Beziehungen entsteht. Menschen sind soziale Wesen, und soziale Bindungen können eine starke Motivationsquelle sein. Die Vorstellung von Zusammenarbeit, Zugehörigkeit zu einer Gemeinschaft, Anerkennung durch andere

oder das Bedürfnis, anderen zu helfen, kann uns motivieren, bestimmte Handlungen auszuführen oder bestimmte Ziele zu verfolgen. Soziale Motivation kann sowohl intrinsische als auch extrinsische Aspekte umfassen. Zum Beispiel kann die Freude am Teilen von Wissen und das Gefühl, anderen zu helfen, eine intrinsische soziale Motivation sein, während die Anerkennung und das Lob anderer als extrinsische soziale Motivation dienen können.

- Leistungsorientierte Motivation: Leistungsorientierte Motivation bezieht sich auf den Antrieb, der durch das Streben nach Erfolg, Leistung und Wettbewerb entsteht. Menschen, die leistungsorientiert motiviert sind, setzen sich hohe Ziele, sind bestrebt, ihre Fähigkeiten zu verbessern und exzellente Ergebnisse zu erzielen.

Insgesamt spielt Motivation eine essenzielle Rolle sowohl im persönlichen als auch im beruflichen Leben. Sie ist der innere Antrieb, der uns dazu bringt, unsere Ziele zu verfolgen, Hindernisse zu überwinden und unsere Träume zu verwirklichen. Motivation ermöglicht es uns, unser Potenzial auszuschöpfen, unsere Grenzen zu erweitern und ein erfülltes, zielgerichtetes Leben zu führen, sowohl auf persönlicher als auch auf beruflicher Ebene.

3. Motivationsfaktoren verstehen:

- Um unsere Motivation zu steigern und aufrechtzuerhalten, ist es wichtig, die verschiedenen Motivationsfaktoren zu verstehen, die unser Verhalten beeinflussen. Indem wir uns bewusst mit diesen Faktoren auseinandersetzen, können wir gezielt an ihnen arbeiten und unsere Motivation stärken.

- Intrinsische Motivation: Intrinsische Motivation bezieht sich auf den inneren Antrieb, der aus unserem eigenen Interesse, unseren Werten und unserem Bedürfnis nach persönlichem Wachstum und Erfüllung entsteht. Wenn wir intrinsisch motiviert sind, engagieren wir uns in einer Aktivität aus reiner Freude und Interesse an der Sache selbst, unabhängig von äußeren Belohnungen oder Anreizen. Um unsere intrinsische Motivation zu stärken, ist es wichtig, unsere persönlichen Interessen und Werte zu identifizieren und uns auf Aktivitäten zu konzentrieren, die uns Freude bereiten und uns ein Gefühl der Erfüllung geben.

- Extrinsische Motivation: Extrinsische Motivation bezieht sich auf den Antrieb, der durch äußere Belohnungen oder Anreize entsteht, wie zum Beispiel finanzielle Vergütung, Anerkennung oder Lob. Obwohl extrinsische Motivation eine wichtige Rolle spielen kann, um uns anzuspornen und unsere Leistung zu steigern, ist sie oft nicht langfristig nachhaltig. Um die extrinsische Motivation effektiv zu nutzen, ist es wichtig, klare Ziele zu setzen und Belohnungen einzusetzen, die mit unseren Werten und Zielen in Einklang stehen. Es ist auch wichtig, die intrinsische Motivation nicht zu vernachlässigen und unsere Aufmerksamkeit auf die Freude und Erfüllung zu lenken, die wir aus der Tätigkeit selbst ziehen können.

- Bedürfnisbefriedigung: Unsere Motivation wird auch stark von unseren grundlegenden psychologischen Bedürfnissen beeinflusst. Nach der

Selbstbestimmungstheorie von Deci und Ryan sind dies das Bedürfnis nach Autonomie, Kompetenz und sozialer Eingebundenheit. Autonomie bezieht sich auf die Möglichkeit, eigene Entscheidungen zu treffen und Kontrolle über unser Handeln zu haben. Kompetenz bezieht sich auf das Gefühl, dass wir in der Lage sind, eine Aufgabe erfolgreich auszuführen und unsere Fähigkeiten weiterzuentwickeln. Soziale Eingebundenheit bezieht sich auf das Bedürfnis nach sozialen Beziehungen, Unterstützung und Zugehörigkeit. Um unsere Motivation zu stärken, ist es wichtig, diese grundlegenden Bedürfnisse zu erkennen und in unserem Leben zu berücksichtigen.

- Zielsetzung und Fortschritt: Die Festlegung klarer Ziele und der Fortschritt in Richtung dieser Ziele sind wesentliche Motivationsfaktoren. Ziele geben uns eine klare Richtung und einen Zweck, auf den wir hinarbeiten können. Sie helfen uns, uns zu fokussieren und unsere Anstrengungen zu koordinieren. Es ist wichtig, realistische und herausfordernde Ziele zu setzen, die uns motivieren und uns ein elen. Sie sind oft wettbewerbsorientiert und streben nach Anerkennung und Erfolg. Leistungsorientierte Motivation kann sowohl intrinsische als auch extrinsische Elemente umfassen. Ein intrinsischer Aspekt könnte der Wunsch sein, persönliche Ziele zu übertreffen und ein Gefühl der Erfüllung aus der eigenen Leistung zu gewinnen. Extrinsische Aspekte könnten Belohnungen, Titel oder öffentliche Anerkennung für herausragende Leistungen beinhalten.

- Vermeidungsorientierte Motivation: Vermeidungsorientierte Motivation bezieht sich auf den Antrieb, negative Konsequenzen zu vermeiden. Menschen, die vermeidungsorientiert motiviert sind, setzen sich Ziele, um unangenehme Situationen oder Strafen zu verhindern. Sie können sich beispielsweise motivieren, indem sie ihre Arbeit rechtzeitig erledigen, um Stress oder Kritik zu vermeiden. Vermeidungsorientierte Motivation kann jedoch dazu führen, dass Menschen ihre Aufgaben als Belastung wahrnehmen und sich hauptsächlich auf das Vermeiden von negativen Konsequenzen konzentrieren, anstatt intrinsisch motiviert zu sein oder positive Ziele anzustreben. Es ist wichtig zu beachten, dass diese verschiedenen Arten der Motivation nicht unabhängig voneinander existieren. Oftmals kann eine Person von mehreren Motivationsfaktoren gleichzeitig beeinflusst werden. Zum Beispiel kann jemand sowohl intrinsisch motiviert sein, eine Tätigkeit aus Freude und Interesse auszuführen, als auch extrinsisch motiviert sein, um finanzielle Belohnungen zu erhalten. Das Verständnis dieser verschiedenen Motivationsarten kann uns helfen, unsere eigenen Motivationsmuster zu erkennen und bewusst Einfluss auf unsere Motivation zu nehmen, um unsere Ziele effektiver zu verfolgen und ein erfülltes Leben zu führen.

3.1 Intrinsische Motivation:

Intrinsische Motivation ist eine Form der Motivation, bei der unser Handeln von inneren Anreizen und persönlichem Interesse an der Aktivität selbst angetrieben wird. Wir engagieren uns in einer Tätigkeit, weil sie uns Freude bereitet, uns neugierig macht oder uns ein Gefühl von Erfüllung verleiht. Der Hauptantrieb bei intrinsischer Motivation ist das innere Verlangen, die Aktivität aus eigenem Interesse und Vergnügen auszuführen, ohne auf äußere Belohnungen oder Anreize angewiesen zu sein.

Intrinsische Motivation hat einige wichtige Merkmale. Erstens ist sie selbstbestimmt. Wir wählen freiwillig, welche Aktivitäten uns ansprechen und an denen wir teilnehmen möchten.

Zweitens beinhaltet sie ein Gefühl von Kompetenz und Kontrolle. Wenn wir uns intrinsisch motiviert fühlen, haben wir das Vertrauen, dass wir die Fähigkeiten und Ressourcen haben, um die Aufgabe erfolgreich zu bewältigen. Drittens bietet intrinsische Motivation eine intrinsische Belohnung. Die Aktivität selbst wird als lohnend und befriedigend empfunden, unabhängig von äußeren Belohnungen oder Ergebnissen.

Intrinsische Motivation kann in verschiedenen Lebensbereichen auftreten, sei es in der Arbeit, im Lernen, in Hobbys oder im zwischenmenschlichen Bereich. Wenn wir intrinsisch motiviert sind, sind wir eher bereit, uns tiefer in eine Tätigkeit einzubringen, uns herauszufordern und nach Verbesserungsmöglichkeiten zu suchen. Wir sind offen für neue Erfahrungen und haben ein höheres Maß an Kreativität und Engagement. Intrinsisch motivierte Menschen erleben oft ein Gefühl der Erfüllung, Zufriedenheit und des persönlichen Wachstums.

Um die intrinsische Motivation zu fördern, ist es wichtig, unsere eigenen Interessen, Leidenschaften und Werte zu identifizieren. Indem wir uns bewusst mit Aktivitäten beschäftigen, die uns Freude bereiten und uns erfüllen, können wir unsere intrinsische Motivation steigern. Es ist auch hilfreich, ein Umfeld zu schaffen, das Selbstbestimmung, Kreativität und persönliches Wachstum fördert. Indem wir uns herausfordernde Ziele setzen, uns mit anderen Gleichgesinnten austauschen und uns kontinuierlich weiterentwickeln, können wir unsere intrinsische Motivation stärken und ein erfülltes Leben führen.

3.2 Extrinsische Motivation:

Extrinsische Motivation bezieht sich auf den Antrieb, der durch äußere Belohnungen oder Anreize entsteht. Im Gegensatz zur intrinsischen Motivation handeln wir bei extrinsischer Motivation, um eine externe Belohnung zu erhalten oder negative Konsequenzen zu vermeiden. Externe Belohnungen können finanzielle Vergütungen, Anerkennung, Lob, Beförderungen oder materielle Güter sein.

Extrinsische Motivation kann in verschiedenen Situationen auftreten, sei es in der Arbeit, in der Schule oder in anderen Bereichen des Lebens. Sie kann als Instrument verwendet werden, um Verhalten zu fördern oder zu lenken, insbesondere wenn intrinsische Motivation möglicherweise nicht ausreichend vorhanden ist. Zum Beispiel können Bonussysteme am Arbeitsplatz dazu beitragen, die Produktivität der Mitarbeiter zu steigern, indem finanzielle Anreize für gute Leistungen geschaffen werden. Externe Belohnungen können auch als Zielsetter dienen und Menschen dazu motivieren, bestimmte Aufgaben abzuschließen oder bestimmte Ziele zu erreichen.

Es ist wichtig anzumerken, dass extrinsische Motivation nicht zwangsläufig schlecht ist. In vielen Situationen kann sie als wirksames Instrument dienen, um Verhalten zu steuern und bestimmte Ergebnisse zu erzielen. Allerdings kann extrinsische Motivation auch ihre Grenzen haben. Sie kann weniger nachhaltig sein als intrinsische Motivation, da die Motivation stark von der Verfügbarkeit und Attraktivität der externen Belohnung abhängt. Sobald die Belohnung wegfällt oder nicht mehr ausreichend attraktiv ist, kann die Motivation nachlassen.

Ein weiteres potenzielles Problem mit extrinsischer Motivation ist die Möglichkeit von Anreizverfall oder dem sogenannten "Overjustification-Effekt". Wenn Menschen für eine Aktivität belohnt werden, die sie intrinsisch motiviert ausführen, kann die externe Belohnung dazu führen, dass sie die Aktivität als weniger interessant oder intrinsisch befriedigend wahrnehmen. Dies kann zu einer Abnahme der intrinsischen Motivation führen, wenn die externe Belohnung weggenommen wird.

Um extrinsische Motivation effektiv zu nutzen, ist es wichtig, die richtigen Anreize zu setzen und sicherzustellen, dass sie mit den Zielen und Werten der Person in Einklang stehen. Die Belohnungen sollten angemessen sein und die Leistung oder das gewünschte Verhalten tatsächlich unterstützen. Es ist auch wichtig, intrinsische Motivationsfaktoren nicht zu vernachlässigen. Eine Kombination aus intrinsischer und extrinsischer Motivation kann eine effektive Strategie sein, um die Leistung und das Engagement zu steigern.

3.3 Soziale Motivation:

Soziale Motivation bezieht sich auf den Antrieb, der aus sozialen Interaktionen und Beziehungen entsteht. Menschen sind soziale Wesen, und das Bedürfnis nach sozialer Zugehörigkeit, Anerkennung und Zusammenarbeit kann eine starke Motivationsquelle sein. Soziale Motivation kann sowohl intrinsische als auch extrinsische Aspekte umfassen.

In sozialen Interaktionen suchen wir oft nach Zustimmung, Unterstützung und Wertschätzung von anderen. Das Gefühl, Teil einer Gemeinschaft zu sein und in Beziehungen eingebunden zu sein, kann uns motivieren, bestimmte Handlungen auszuführen oder bestimmte Ziele zu verfolgen. Die soziale Motivation kann uns dazu antreiben, uns um andere zu kümmern, ihnen zu helfen oder gemeinsame Ziele zu erreichen.

Soziale Motivation kann sowohl intrinsische als auch extrinsische Belohnungen umfassen. Intrinsisch motivierte soziale Motivation kann daraus entstehen, dass wir Freude daran haben, anderen zu helfen, Beziehungen aufzubauen und positive soziale Interaktionen zu erleben. Das Gefühl der Verbundenheit und des gegenseitigen Wohlergehens kann als intrinsische Belohnung dienen. Auf der anderen Seite kann extrinsische soziale Motivation von äußeren Belohnungen wie Lob, Anerkennung oder sozialem Status abhängen. Diese externen Faktoren können als Anreize dienen, um soziales Verhalten zu fördern und soziale Normen zu erfüllen.

Soziale Motivation kann sich sowohl auf das persönliche als auch auf das berufliche Leben auswirken. Im persönlichen Bereich kann die soziale Motivation dazu führen, dass wir uns um unsere Beziehungen zu Familie, Freunden und Gemeinschaft kümmern. Das Bedürfnis nach sozialer Anerkennung und Akzeptanz kann uns motivieren, für andere da zu sein, Unterstützung anzubieten und ein unterstützendes Umfeld zu schaffen.

Im beruflichen Kontext kann soziale Motivation dazu führen, dass wir uns stärker mit unseren Kollegen identifizieren, Teamarbeit fördern und gemeinsam nach Erfolg streben. Die Zusammenarbeit und der Wunsch nach Anerkennung und Zugehörigkeit können die Leistung und das Engagement am Arbeitsplatz steigern.

Um die soziale Motivation zu fördern, ist es wichtig, ein Umfeld zu schaffen, das soziale Interaktionen und Zusammenarbeit unterstützt. Die Schaffung von positiven Beziehungen, die Förderung von Teamarbeit und die Anerkennung der Beiträge anderer können dazu beitragen, die soziale Motivation zu stärken. Es ist auch wichtig, ein Gleichgewicht zwischen individuellen Bedürfnissen und den Bedürfnissen der Gruppe zu finden, um ein positives soziales Klima zu schaffen.

3.4 Identifikation persönlicher Motivatoren:

Die Identifikation persönlicher Motivatoren ist ein wichtiger Schritt, um die eigene Motivation zu verstehen und zu steigern. Jeder Mensch hat individuelle Motivationsfaktoren, die sein Verhalten und seine Entscheidungen beeinflussen. Indem wir uns bewusst über unsere persönlichen Motivatoren werden, können wir gezielt Maßnahmen ergreifen, um unsere Motivation zu stärken und unsere Ziele effektiver zu verfolgen.

Die Identifikation persönlicher Motivatoren erfordert eine ehrliche Selbstreflexion und das Bewusstsein für unsere Werte, Bedürfnisse und Interessen. Hier sind einige Schritte, die bei der Identifikation persönlicher Motivatoren hilfreich sein können:

- Selbstreflexion: Nehmen Sie sich Zeit, um über Ihre Vergangenheit, Ihre Erfahrungen und Ihre Leidenschaften nachzudenken. Welche Aktivitäten haben Sie in der Vergangenheit am meisten motiviert und begeistert? Welche Ziele haben Sie erreicht und was hat Sie dazu motiviert, diese Ziele zu verfolgen? Betrachten Sie auch Ihre Werte und Überzeugungen. Was ist Ihnen wichtig im Leben? Was treibt Sie an?
- Selbstbeobachtung: Beobachten Sie sich selbst in verschiedenen Situationen und analysieren Sie, was Sie motiviert und antreibt. Welche Aufgaben erledigen Sie mit Leichtigkeit und Begeisterung? Welche Tätigkeiten fühlen sich wie eine Belastung an? Achten Sie auf Ihre Emotionen, Ihr Energieniveau und Ihr Engagement. Identifizieren Sie Muster und Zusammenhänge zwischen bestimmten Aktivitäten und Ihrer Motivation.
- Experimentieren: Probieren Sie neue Aktivitäten aus und setzen Sie sich neuen Herausforderungen. Beobachten Sie, welche Aktivitäten Ihr Interesse wecken und Ihre Motivation steigern. Nehmen Sie sich Zeit, um zu reflektieren, wie Sie sich während dieser Aktivitäten fühlen und was sie für Sie bedeuten. Experimentieren Sie auch mit verschiedenen Arbeits- und Lernumgebungen, um herauszufinden, was Ihnen am besten entspricht und Ihre Motivation fördert.
- Feedback einholen: Bitten Sie auch andere Menschen um ihr Feedback zu Ihren Stärken, Interessen und Ihrem Potenzial. Manchmal haben andere Menschen einen anderen Blickwinkel und können Ihnen helfen, blinde Flecken zu erkennen und neue Einsichten über Ihre Motivatoren zu gewinnen.

Nachdem Sie Ihre persönlichen Motivatoren identifiziert haben, können Sie gezielt Maßnahmen ergreifen, um Ihre Motivation zu stärken. Hier sind einige Möglichkeiten:

- Setzen Sie sich klare Ziele, die mit Ihren Motivatoren in Einklang stehen. Wenn Sie wissen, was Sie antreibt, können Sie Ihre Ziele so formulieren, dass sie diese Motivatoren ansprechen.
- Schaffen Sie eine unterstützende Umgebung. Umgeben Sie sich mit Menschen, die ähnliche Interessen und Ziele haben, und schaffen Sie ein Umfeld, das Sie bei Ihrer Motivation unterstützt.
- Brechen Sie größere Aufgaben in kleinere, leichter zu bewältigende Schritte auf. Dies kann dazu beitragen, dass Sie sich motiviert fühlen und einen Fortschritt spüren, während Sie auf Ihr größeres Ziel hinarbeiten.
- Belohnen Sie sich selbst. Setzen Sie sich Belohnungen oder kleine Meilensteine, um sich für erreichte Ziele oder Fortschritte zu gratulieren. Die Aussicht auf eine Belohnung kann als zusätzlicher Anreiz dienen, um motiviert zu bleiben.
- Finden Sie Ihre persönliche Motivationsstrategie. Jeder Mensch ist unterschiedlich, und was für jemand anderen motivierend ist, funktioniert möglicherweise nicht für Sie. Experimentieren Sie mit verschiedenen Motivationsstrategien, um herauszufinden, was für Sie am besten funktioniert. Das kann die Verwendung von positiven Affirmationen, visuellen Zielerreichungsbildern oder das Einbinden von Ritualen oder Gewohnheiten beinhalten.
- Bleiben Sie flexibel und passen Sie Ihre Motivationsstrategien an.
- Motivation kann im Laufe der Zeit variieren, und es ist wichtig, sich an neue Umstände anzupassen und neue Motivatoren zu entdecken.
- Halten Sie Ihre persönlichen Motivatoren im Blick und passen Sie Ihre Strategien entsprechend an, um Ihre Motivation aufrechtzuerhalten.

4. Die Psychologie der Motivation

Die Psychologie der Motivation ist ein umfangreiches Forschungsfeld, das sich mit den psychologischen Prozessen und Mechanismen befasst, die unser Verhalten und unsere Handlungen antreiben. Motivation bezieht sich auf die inneren und äußeren Faktoren, die dazu führen, dass Menschen bestimmte Ziele anstreben, Anstrengungen unternehmen und aktiv bleiben, um diese Ziele zu erreichen.

Die Psychologie der Motivation untersucht verschiedene Aspekte, darunter die Ursprünge der Motivation, die verschiedenen Motivationstheorien, die Rolle von Anreizen und Belohnungen sowie die Wechselwirkungen zwischen Motivation und Emotionen.

Ein wichtiger Aspekt der Psychologie der Motivation ist die Unterscheidung zwischen intrinsischer und extrinsischer Motivation. Intrinsische Motivation bezieht sich auf die Motivation, die aus der inneren Freude, dem Interesse und der Befriedigung einer Aktivität selbst resultiert. Es ist die Motivation, die aus der Ausübung einer Tätigkeit selbst gewonnen wird, ohne dass externe Belohnungen im Vordergrund stehen. Beispiele für intrinsische Motivation sind das Lernen eines Instruments aus Freude an der Musik oder das Lösen eines Rätsels aus Neugier.

Extrinsische Motivation hingegen bezieht sich auf die Motivation, die aus äußeren Anreizen, Belohnungen oder Erwartungen resultiert. Diese Motivation beruht auf der Aussicht auf externe Belohnungen wie Geld, Anerkennung oder sozialer Status. Beispiele für extrinsische Motivation sind das Arbeiten für einen Bonus oder das Erlernen neuer Fähigkeiten, um eine Beförderung zu erhalten.

Motivation kann auch durch soziale Faktoren beeinflusst werden, einschließlich der Erwartungen und Normen der Gesellschaft, der Unterstützung durch andere Menschen und der sozialen Vergleiche. Soziale Motivation bezieht sich auf den Wunsch, soziale Beziehungen aufrechtzuerhalten, soziale Anerkennung zu erhalten und in der Gemeinschaft eingebunden zu sein. Beispiele für soziale Motivation sind das Bedürfnis nach Zugehörigkeit zu einer Gruppe oder das Verlangen nach sozialer Anerkennung durch Leistung.

Motivation wird von verschiedenen Faktoren beeinflusst, darunter individuelle Unterschiede, Persönlichkeit, Selbstwirksamkeitserwartungen, Emotionen und Belohnungssysteme im Gehirn. Motivation kann auch von äußeren Umständen wie dem Arbeitsumfeld, der Verfügbarkeit von Ressourcen und dem Grad der Herausforderung einer Aufgabe beeinflusst werden.

Motivation spielt eine zentrale Rolle in vielen Aspekten des Lebens, einschließlich der Bildung, der Arbeitsleistung, des Sportengagements, des Gesundheitsverhaltens und der persönlichen Entwicklung. Das Verständnis der psychologischen Grundlagen der Motivation kann uns helfen, unsere eigenen Motivationsquellen zu erkennen und zu nutzen, um unsere Ziele zu erreichen. Es kann uns auch dabei unterstützen, andere Menschen zu motivieren und ein motivierendes Umfeld zu schaffen, in dem Menschen ihr volles Potenzial entfalten können.

Die Psychologie der Motivation hat auch Anwendungsbereiche in verschiedenen Bereichen wie der Pädagogik, der Organisationspsychologie und der Sportpsychologie. In der Pädagogik beispielsweise ist das Verständnis der Motivationsfaktoren entscheidend, um effektive Lernumgebungen zu schaffen und Schüler zur aktiven Teilnahme am Lernprozess zu motivieren. Lehrende können verschiedene motivierende Strategien einsetzen, um das Interesse der Schüler zu wecken, ihre Neugier zu fördern und ihnen ein Gefühl von Selbstwirksamkeit zu vermitteln.

In der Organisationspsychologie spielt die Motivation eine wichtige Rolle bei der Mitarbeiterführung und der Gestaltung von Arbeitsumgebungen. Wenn Mitarbeiter motiviert sind, sind sie eher engagiert, produktiv und zufrieden mit ihrer Arbeit. Führungskräfte können motivierende Anreizsysteme implementieren, Feedback geben und die Autonomie der Mitarbeiter fördern, um ihre Motivation zu steigern.

In der Sportpsychologie ist Motivation entscheidend, um Höchstleistungen zu erbringen und sportliche Ziele zu erreichen. Sportpsychologen arbeiten eng mit Athleten zusammen, um ihre intrinsische und extrinsische Motivation zu stärken, Selbstvertrauen aufzubauen und die Ausdauer und das Durchhaltevermögen zu fördern, die für Spitzenleistungen erforderlich sind.

Die Psychologie der Motivation ist auch eng mit anderen psychologischen Konzepten verbunden, wie zum Beispiel der Selbstregulation und der Zielsetzungstheorie. Selbstregulation bezieht sich auf die Fähigkeit, sich selbst zu motivieren, Ziele zu setzen und sich auf sie zu konzentrieren, auch wenn es Hindernisse und Versuchungen gibt. Die Zielsetzungstheorie besagt, dass das Festlegen klarer und spezifischer Ziele die Motivation und die Leistung steigert.

Insgesamt ist die Psychologie der Motivation ein spannendes Forschungsgebiet, das uns dabei hilft, die Grundlagen menschlichen Verhaltens besser zu verstehen. Durch das Verständnis der verschiedenen Motivationsarten, -theorien und -faktoren können wir unsere eigene Motivation steigern, effektive Strategien zur Motivationsförderung entwickeln und unsere Ziele erfolgreich verfolgen.

4.1 Grundlegende Motivationstheorien:

In der Psychologie gibt es verschiedene grundlegende Motivationstheorien, die uns helfen, die inneren Mechanismen und Prozesse der Motivation zu verstehen. Diese Theorien bieten verschiedene Erklärungsansätze für das menschliche Verhalten und die Motivation dahinter. Hier sind einige der wichtigsten Motivationstheorien:

- Instinkttheorie: Diese Theorie besagt, dass Verhalten auf angeborene Instinkte oder biologische Triebe zurückzuführen ist. Instinkte sind angeborene Verhaltensmuster, die uns dazu motivieren, bestimmte Handlungen auszuführen, um unsere grundlegenden Bedürfnisse zu erfüllen.
- Triebtheorie: Diese Theorie betont die Rolle der inneren physiologischen Bedürfnisse und Spannungen. Sie besagt, dass Verhalten durch die Notwendigkeit motiviert ist, Spannungen zu reduzieren und ein Gleichgewicht im Körper aufrechtzuerhalten. Beispiele für triebbasierte Motivation sind Hunger, Durst und sexuelle Bedürfnisse.
- Kognitive Theorie: Diese Theorien betonen die Bedeutung kognitiver Prozesse wie Denken, Wahrnehmung und Bewertung der Motivation. Sie argumentieren, dass unsere Motivation von unseren Überzeugungen, Erwartungen, Zielen und Werten abhängt. Kognitive Theorien legen nahe, dass wir motiviert sind, wenn wir bestimmte Ziele erreichen oder unsere Erwartungen erfüllen.
- Bedürfnistheorie: Diese Theorien, wie zum Beispiel Maslows Bedürfnispyramide, betonen die Rolle von Bedürfnissen bei der Motivation. Sie besagen, dass Motivation entsteht, wenn unsere grundlegenden Bedürfnisse wie Nahrung, Sicherheit, Zugehörigkeit, Selbstwertgefühl und Selbstverwirklichung erfüllt werden.
- Anreiztheorie: Diese Theorie besagt, dass Motivation durch externe Anreize oder Belohnungen ausgelöst wird. Anreize können materieller oder immaterieller Natur sein und uns dazu motivieren, bestimmte Handlungen auszuführen, um diese Belohnungen zu erhalten oder unerwünschte Konsequenzen zu vermeiden.

4.2 Maslows Bedürfnispyramide:

Maslows Bedürfnispyramide ist eine der bekanntesten Theorien der Motivation. Sie wurde vom Psychologen Abraham Maslow entwickelt und stellt eine Hierarchie von Bedürfnissen dar, die unsere Motivation beeinflussen. Die Bedürfnispyramide besteht aus fünf Stufen:

- Physiologische Bedürfnisse: Dies sind die grundlegendsten Bedürfnisse wie Nahrung, Wasser, Schlaf und körperliches Wohlbefinden. Solange diese Bedürfnisse nicht erfüllt sind, stehen sie im Mittelpunkt unserer Motivation.
- Sicherheitsbedürfnisse: Nachdem die physiologischen Bedürfnisse erfüllt sind, streben wir nach Sicherheit und Stabilität. Dies beinhaltet den Schutz vor Gefahren, die Gewissheit von Arbeit und Einkommen sowie ein stabiles soziales Umfeld.
- Soziale Bedürfnisse: Nachdem die grundlegenden physiologischen und Sicherheitsbedürfnisse erfüllt sind, treten soziale Bedürfnisse in den Vordergrund. Diese umfassen das Bedürfnis nach Zugehörigkeit, Liebe, Freundschaft und zwischenmenschlicher Interaktion. Menschen streben danach, soziale Beziehungen aufzubauen, geliebt und akzeptiert zu werden und sich in einer Gemeinschaft verbunden zu fühlen.
- Bedürfnis nach Wertschätzung und Anerkennung: Sobald die grundlegenden sozialen Bedürfnisse erfüllt sind, entwickeln Menschen das Bedürfnis nach Wertschätzung und Anerkennung durch andere. Dies umfasst das Verlangen nach Lob, Anerkennung, Prestige und Status. Menschen möchten das Gefühl haben, dass ihre Leistungen und ihr Beitrag geschätzt werden.

- Selbstverwirklichung: Dies ist die oberste Stufe der Bedürfnispyramide und bezieht sich auf das Bedürfnis nach persönlichem Wachstum, Erfüllung und Selbstverwirklichung. Menschen streben nach der Entfaltung ihres vollen Potenzials, der Verwirklichung ihrer Ziele und Träume sowie der Erfüllung ihrer individuellen Talente und Fähigkeiten.

Maslows Bedürfnispyramide impliziert, dass die Erfüllung der unteren Bedürfnisse Voraussetzung für die Erfüllung der höheren Bedürfnisse ist. Wenn grundlegende Bedürfnisse nicht erfüllt werden, wird die Motivation primär darauf ausgerichtet sein, diese Bedürfnisse zu befriedigen, bevor höhere Bedürfnisse relevant werden.

4.3 Die Selbstbestimmungstheorie:

Die Selbstbestimmungstheorie, entwickelt von Edward Deci und Richard Ryan, legt den Fokus auf die Bedeutung von Autonomie, Kompetenz und sozialer Eingebundenheit für die Motivation. Diese Theorie betont, dass Menschen ein angeborenes Bedürfnis nach Autonomie haben, also das Bedürfnis, ihre eigenen Entscheidungen zu treffen und ihre Handlungen zu kontrollieren.

Die Selbstbestimmungstheorie betont auch die Bedeutung der Kompetenzentwicklung. Menschen haben das Bedürfnis, sich in verschiedenen Bereichen ihres Lebens kompetent und wirksam zu fühlen. Wenn Menschen die Möglichkeit haben, ihre Fähigkeiten zu entwickeln und Herausforderungen zu meistern, steigt ihre Motivation.

Die soziale Eingebundenheit ist ein weiterer wichtiger Aspekt der Selbstbestimmungstheorie. Menschen haben das Bedürfnis nach sozialer Verbundenheit, nach Beziehungen und nach dem Gefühl, Teil einer Gemeinschaft zu sein. Das Gefühl, unterstützt, verstanden und akzeptiert zu werden, wirkt sich positiv auf die Motivation aus.

Die Selbstbestimmungstheorie betont, dass intrinsische Motivation, also die Motivation, die aus dem Interesse und der Freude an einer Aktivität selbst entsteht, am nachhaltigsten und befriedigendsten ist. Wenn Menschen das Gefühl haben, dass ihre Handlungen ihren eigenen Werten und Überzeugungen entsprechen und dass sie Wahlmöglichkeiten haben, steigt ihre intrinsische Motivation.

4.4 Theorie der erlernten Hilflosigkeit:

Die Theorie der erlernten Hilflosigkeit wurde von Martin E.P. Seligman entwickelt und befasst sich mit der Motivation und dem Verhalten von Menschen, die das Gefühl haben, dass sie keine Kontrolle über ihre Umstände haben. Die Theorie basiert auf Experimenten mit Tieren, bei denen festgestellt wurde, dass wiederholte Erfahrungen mit negativen Ereignissen, auf die keine Kontrolle ausgeübt werden kann, zu erlernter Hilflosigkeit führen können.

Die Theorie besagt, dass Menschen, die erlernte Hilflosigkeit erfahren haben, dazu neigen, ihre Handlungsfähigkeit und Kontrolle über ihr eigenes Leben aufzugeben. Sie glauben, dass ihre Handlungen keine Auswirkungen auf die Ergebnisse haben und dass sie den Ereignissen passiv ausgeliefert sind. Dies führt zu einer Abnahme der Motivation, neue Herausforderungen anzunehmen und sich anzustrengen, um ihre Ziele zu erreichen.

Die Theorie der erlernten Hilflosigkeit betont die Bedeutung der Attribution, also der Art und Weise, wie Menschen ihre Erfahrungen erklären. Menschen, die erlernte Hilflosigkeit erleben, neigen dazu, ihre Misserfolge internal, stabil und global zu attribuieren. Das bedeutet, sie sehen die Ursachen für ihre Misserfolge in sich selbst (internal), glauben, dass diese Ursachen stabil sind und sich nicht ändern werden (stabil) und generalisieren ihre Misserfolge auf verschiedene Bereiche ihres Lebens (global).

Die Theorie der erlernten Hilflosigkeit hat wichtige Implikationen für die Motivation und die psychische Gesundheit. Es ist wichtig, Menschen dabei zu unterstützen, ihre Kontrolle über ihre Umstände wiederzuerlangen, indem sie ihnen Erfolgserlebnisse ermöglichen und ihnen helfen, positive Attributionen für ihre Erfolge zu entwickeln. Indem Menschen lernen, dass ihr Verhalten Auswirkungen hat und dass sie in der Lage sind, ihre Situation zu beeinflussen, können sie ihre Motivation und ihr Wohlbefinden steigern.

4.5 Weitere relevante Theorien und Konzepte:

Neben den oben genannten Theorien gibt es noch viele weitere relevante Konzepte und Modelle, die sich mit Motivation befassen. Hier sind einige davon:

- Erwartung-Wert-Theorie: Diese Theorie besagt, dass die Motivation einer Person von der Wahrscheinlichkeit des Erfolgs (Erwartung) und dem Wert der Belohnung (Wert) abhängt. Wenn eine Person erwartet, dass ihre Anstrengungen zu einem erfolgreichen Ergebnis führen, und den Wert der Belohnung als hoch empfindet, wird ihre Motivation gesteigert.
- Flow-Erleben: Flow-Erleben tritt auf, wenn eine Person in einer Aktivität vollständig vertieft und konzentriert ist. In diesem Zustand fühlt sich die Person herausgefordert und gleichzeitig kompetent, was zu einem hohen Maß an intrinsischer Motivation führt.
- Selbstwirksamkeit: Selbstwirksamkeit bezieht sich auf die Überzeugung einer Person, dass sie in der Lage ist, eine bestimmte Aufgabe erfolgreich zu bewältigen. Die Theorie der Selbstwirksamkeit, entwickelt von Albert Bandura, betont die Bedeutung des Glaubens an die eigene Fähigkeit, Ziele zu erreichen und Hindernisse zu überwinden. Menschen mit hoher Selbstwirksamkeitserwartung sind motivierter, Herausforderungen anzunehmen und sich anzustrengen, um ihre Ziele zu erreichen.
- Zielsetzungstheorie: Diese Theorie legt nahe, dass die Festlegung von klaren und herausfordernden Zielen die Motivation steigert. Die Zielsetzungstheorie betont die

Bedeutung von spezifischen Zielen, die messbar sind und eine angemessene Schwierigkeit aufweisen. Wenn Menschen ein klares Ziel vor Augen haben, können sie ihre Anstrengungen gezielt darauf ausrichten und sind motiviert, es zu erreichen.

- Anreiztheorie: Die Anreiztheorie, auch als Erwartungs-Wert-Theorie bezeichnet, betont die Rolle von Anreizen bei der Motivation. Sie besagt, dass Menschen von den erwarteten Belohnungen und Anreizen beeinflusst werden, die mit einer bestimmten Handlung verbunden sind. Wenn die wahrgenommenen Belohnungen attraktiv sind und die Wahrscheinlichkeit des Erreichens hoch ist, steigt die Motivation, die entsprechende Handlung auszuführen.

- Selbstregulationstheorie: Diese Theorie beschäftigt sich mit den Prozessen, durch die Menschen ihre eigenen Ziele setzen, ihre Handlungen überwachen und ihre eigenen Verhaltensweisen kontrollieren. Die Selbstregulationstheorie betont die Bedeutung von Selbstkontrolle, Selbstbewusstsein und der Fähigkeit, Verhalten zu planen und anzupassen. Menschen, die ihre eigenen Verhaltensweisen regulieren können, sind in der Lage, ihre Motivation aufrechtzuerhalten und ihre Ziele zu erreichen.

Diese Theorien und Konzepte bieten verschiedene Perspektiven auf die Psychologie der Motivation. Indem wir die verschiedenen Faktoren und Mechanismen verstehen, die unsere Motivation beeinflussen, können wir effektivere Strategien entwickeln, um unsere eigenen Motivationsniveaus zu steigern und unsere Ziele zu erreichen. Es ist wichtig zu beachten, dass Motivation ein komplexes Phänomen ist und von vielen individuellen, sozialen und situativen Faktoren beeinflusst wird. Daher ist es hilfreich, eine ganzheitliche Betrachtung der Motivation einzunehmen und verschiedene Theorien und Konzepte zu kombinieren, um ein umfassendes Verständnis zu entwickeln.

5. Hindernisse der Motivation überwinden

Hindernisse können die Motivation beeinträchtigen und dazu führen, dass wir unsere Ziele und Aufgaben nicht mit dem erforderlichen Engagement und Enthusiasmus angehen. Es ist jedoch möglich, Hindernisse zu überwinden und die Motivation wieder aufzubauen. Hier sind einige Strategien, die dabei helfen können:

- Reflektion und Selbstbewusstsein: Identifiziere die genauen Hindernisse, die deine Motivation beeinflussen. Frage dich selbst, was dich daran hindert, motiviert zu bleiben. Sind es äußere Faktoren wie Zeitmangel oder fehlende Ressourcen? Oder sind es innere Faktoren wie Angst, Selbstzweifel oder fehlendes Interesse? Durch Selbstreflexion und ein starkes Selbstbewusstsein kannst du ein besseres Verständnis für deine persönlichen Hindernisse gewinnen.
- Zielüberprüfung und -anpassung: Überprüfe deine Ziele und überlege, ob sie realistisch und erreichbar sind. Manchmal können zu hohe oder unrealistische Ziele zu Frustration und mangelnder Motivation führen. Passe gegebenenfalls deine Ziele an und setze dir kleinere Zwischenziele, die besser erreichbar sind. Dies hilft dir, kontinuierliche Fortschritte zu erleben und deine Motivation aufrechtzuerhalten.
- Positive Einstellung und Selbstmotivation: Kultiviere eine positive Einstellung und lerne, dich selbst zu motivieren. Erinnere dich an vergangene Erfolge und stärke dein Vertrauen in deine Fähigkeiten. Finde Inspiration und Motivation durch positive Selbstgespräche, Affirmationen oder das Lesen von motivierenden Büchern oder Artikeln. Trainiere dein Gehirn, auf positive Weise zu denken und dich auf das Positive zu konzentrieren.

- Überwindung von Angst und Selbstzweifel: Angst und Selbstzweifel können große Hindernisse für die Motivation sein. Identifiziere deine Ängste und Zweifel und arbeite daran, sie zu überwinden. Suche nach Unterstützung durch Mentoren, Freunde oder Familie, die dir helfen können, deine Ängste zu bewältigen. Arbeite an der Entwicklung eines positiven Selbstbildes und erinnere dich daran, dass du in der Lage bist, Herausforderungen zu bewältigen.
- Schaffung eines unterstützenden Umfelds: Umgebe dich mit Menschen, die dich unterstützen und ermutigen. Ein unterstützendes soziales Umfeld kann dir helfen, deine Motivation aufrechtzuerhalten, indem es dir positive Rückmeldungen gibt und dich bei deinen Zielen unterstützt. Vermeide negative Einflüsse und umgebe dich stattdessen mit Menschen, die deine Motivation fördern.
- Belohnungen und Anreize: Setze dir Belohnungen und Anreize für das Erreichen von Zielen. Diese können kleine Meilensteine auf dem Weg zu größeren Zielen sein. Indem du dir selbst Belohnungen gönnst, stärkst du deine Motivation und schaffst Anreize, um kontinuierlich Fortschritte zu erzielen.
- Zeitmanagement und Organisation: Effektives Zeitmanagement und eine gute Organisation können dazu beitragen, Hindernisse zu überwinden und die Hindernisse können die Motivation beeinträchtigen und dazu führen, dass wir unsere Ziele und Aufgaben nicht mit dem erforderlichen Engagement und Enthusiasmus angehen. Es ist jedoch möglich, Hindernisse zu überwinden und die Motivation wieder aufzubauen. Hier sind einige Strategien, die dabei helfen können:
- Reflektion und Selbstbewusstsein: Identifiziere die genauen Hindernisse, die deine Motivation beeinflussen. Frage dich selbst, was dich daran hindert, motiviert zu bleiben. Sind es äußere Faktoren wie Zeitmangel oder fehlende Ressourcen? Oder sind es innere Faktoren wie Angst, Selbstzweifel oder fehlendes Interesse? Durch Selbstreflexion und ein starkes Selbstbewusstsein kannst du ein besseres Verständnis für deine persönlichen Hindernisse gewinnen.
- Zielüberprüfung und -anpassung: Überprüfe deine Ziele und überlege, ob sie realistisch und erreichbar sind. Manchmal können zu hohe oder unrealistische Ziele zu Frustration und mangelnder Motivation führen. Passe gegebenenfalls deine Ziele an und setze dir kleinere Zwischenziele, die besser erreichbar sind. Dies hilft dir, kontinuierliche Fortschritte zu erleben und deine Motivation aufrechtzuerhalten.
- Positive Einstellung und Selbstmotivation: Kultiviere eine positive Einstellung und lerne, dich selbst zu motivieren. Erinnere dich an vergangene Erfolge und stärke dein Vertrauen in deine Fähigkeiten. Finde Inspiration und Motivation durch positive Selbstgespräche, Affirmationen oder das Lesen von motivierenden Büchern oder Artikeln. Trainiere dein Gehirn, auf positive Weise zu denken und dich auf das Positive zu konzentrieren.
- Überwindung von Angst und Selbstzweifel: Angst und Selbstzweifel können große Hindernisse für die Motivation sein. Identifiziere deine Ängste und Zweifel und arbeite daran, sie zu überwinden. Suche nach Unterstützung durch Mentoren, Freunde oder Familie, die dir helfen können, deine Ängste zu bewältigen. Arbeite an der Entwicklung eines positiven Selbstbildes und erinnere dich daran, dass du in der Lage bist, Herausforderungen zu bewältigen.
- Schaffung eines unterstützenden Umfelds: Umgebe dich mit Menschen, die dich unterstützen und ermutigen. Ein unterstützendes soziales Umfeld kann dir helfen, deine Motivation aufrechtzuerhalten, indem es dir positive Rückmeldungen gibt und dich bei deinen Zielen unterstützt. Vermeide negative Einflüsse und umgebe dich stattdessen mit Menschen, die deine Motivation fördern.
- Belohnungen und Anreize: Setze dir Belohnungen und Anreize für das Erreichen von Zielen. Diese können kleine Meilensteine auf dem Weg zu größeren Zielen sein. Indem du dir selbst Belohnungen gönnst, stärkst du deine Motivation und schaffst Anreize, um kontinuierlich Fortschritte zu erzielen.
- Zeitmanagement und Organisation: Effektives Zeitmanagement und eine gute Organisation können dazu beitragen, Hindernisse zu überwinden und die Motivation

aufrechtzuerhalten. Priorisiere deine Aufgaben und plane deinen Tag so, dass du genügend Zeit für wichtige Aktivitäten hast. Teile große Aufgaben in kleinere, leichter zu bewältigende Schritte auf, um ein Gefühl des Fortschritts und der Erfüllung zu erleben. Vermeide Prokrastination und nutze Techniken wie die Pomodoro-Technik, um deine Konzentration und Produktivität zu steigern.

- Lerne aus Rückschlägen: Rückschläge und Misserfolge sind unvermeidbar, aber sie sollten dich nicht entmutigen. Sie sind Gelegenheiten zum Lernen und zur persönlichen Weiterentwicklung. Analysiere die Gründe für den Rückschlag und identifiziere, was du daraus lernen kannst, um in Zukunft besser vorbereitet zu sein. Betrachte Rückschläge als Teil des Prozesses und bleibe flexibel und anpassungsfähig.
- Unterstützung suchen: Zögere nicht, Unterstützung zu suchen, wenn du Schwierigkeiten hast, Hindernisse zu überwinden und deine Motivation wiederherzustellen. Sprich mit einem Mentor, einem Coach oder einem Therapeuten, der dir helfen kann, neue Perspektiven zu gewinnen und Lösungen zu finden. Der Austausch mit anderen kann auch inspirierend und motivierend sein, da du von ihren Erfahrungen und Erfolgen lernen kannst.
- Selbstfürsorge: Vergiss nicht, auf dich selbst zu achten und gut für dein körperliches und emotionales Wohlbefinden zu sorgen. Eine ausgewogene Ernährung, regelmäßige Bewegung, ausreichend Schlaf und Entspannungstechniken wie Meditation oder Yoga können dir helfen, Stress abzubauen und deine Energie und Motivation wiederherzustellen.
- Die Überwindung von Hindernissen erfordert Zeit, Geduld und Entschlossenheit. Es ist wichtig, realistische Erwartungen zu haben und dich nicht zu sehr unter Druck zu setzen. Akzeptiere, dass es Höhen und Tiefen auf dem Weg zur Motivation geben kann, aber halte an deinen Zielen fest und arbeite kontinuierlich daran, sie zu erreichen. Mit der richtigen Einstellung und den richtigen Strategien kannst du Hindernisse überwinden und deine Motivation aufrechterhalten.

5.1 Selbstzweifel und Angst überwinden:

Selbstzweifel und Angst können starke Hindernisse für die Motivation sein. Sie können dazu führen, dass wir uns unsicher fühlen, unsere Fähigkeiten anzuzweifeln und uns vor Herausforderungen zurückschrecken lassen. Hier sind einige Strategien, um Selbstzweifel und Angst zu überwinden:

- Positive Selbstgespräche: Ersetze negative Selbstzweifel durch positive Selbstgespräche. Erinnere dich daran, dass du in der Lage bist, Herausforderungen zu bewältigen und erfolgreich zu sein. Erkenne deine eigenen Stärken und Erfolge an und ermutige dich selbst, an dich zu glauben.
- Erfolge und Fortschritte feiern: Achte bewusst auf deine Erfolge und Fortschritte, egal wie klein sie auch sein mögen. Feiere sie und nutze sie als Beweis für deine Fähigkeiten. Das Aufbauen eines positiven Erfolgserlebnisses kann dazu beitragen, Selbstzweifel zu reduzieren.
- Angst rational betrachten: Nimm dir Zeit, um deine Ängste rational zu betrachten. Frage dich selbst, ob deine Ängste realistisch sind oder ob sie auf irrationalen Gedanken beruhen. Identifiziere die genauen Ängste und suche nach Beweisen, die sie entkräften können.
- Schrittweise Herangehensweise: Teile große Aufgaben in kleinere, leichter zu bewältigende Schritte auf. Konzentriere dich auf jeden einzelnen Schritt und feiere Erfolge auf dem Weg. Indem du dich auf den aktuellen Schritt fokussierst, kannst du Selbstzweifel und Angst reduzieren und dein Vertrauen stärken.
- Unterstützung suchen: Scheue dich nicht davor, Unterstützung von anderen zu suchen. Sprich mit Freunden, Familie oder Mentoren über deine Ängste und

Selbstzweifel. Oft können sie dir Perspektiven geben, die deine Ängste relativieren und dich ermutigen können.

5.2 Prokrastination und Aufschieben bekämpfen:

Prokrastination und Aufschieben sind häufige Probleme, die die Motivation beeinträchtigen können. Hier sind einige Strategien, um Prokrastination zu bekämpfen und produktiver zu sein:

- Erkenne deine Prokrastinationsmuster: Achte auf die Situationen und Umstände, in denen du dazu neigst, aufzuschieben. Identifiziere die Gründe für dein Aufschieben, sei es Angst vor Versagen, Langeweile oder mangelnde Klarheit über die Aufgabe. Indem du deine Muster erkennst, kannst du gezielter gegensteuern.
- Setze klare Ziele und Deadlines: Formuliere klare Ziele und setze realistische Deadlines für deine Aufgaben. Schaffe klare Strukturen und Pläne, um die Arbeit zu organisieren und den Fokus zu behalten. Teile große Aufgaben in kleinere Schritte auf, um das Gefühl der Überforderung zu reduzieren.
- Nutze Zeitmanagement-Techniken: Experimentiere mit verschiedenen Zeitmanagement-Techniken, um deine Produktivität zu steigern. Die Pomodoro-Technik, Zeitblöcke oder die Die Eisenhower-Matrix können dir helfen, deine Zeit effektiv zu nutzen und Aufgaben in Prioritäten einzuteilen. Finde die Technik, die am besten zu dir passt, und halte dich daran.
- Eliminiere Ablenkungen: Identifiziere die Hauptquellen für Ablenkung und versuche, sie zu minimieren. Schalte Benachrichtigungen auf deinem Handy aus, schaffe eine aufgeräumte und organisierte Arbeitsumgebung und schaffe klare Grenzen für deine Arbeitszeit.
- Finde deine Motivationsquelle: Identifiziere, was dich motiviert, und nutze diese Motivation, um Aufgaben anzugehen. Das kann eine Belohnung sein, ein Ziel, das du erreichen möchtest, oder die Vorstellung der positiven Auswirkungen der Aufgabe. Finde heraus, was dich antreibt, und richte deine Aufmerksamkeit darauf.
- Überwindung des inneren Widerstands: Manchmal ist die größte Hürde, die es zu überwinden gilt, der innere Widerstand. Identifiziere die Gründe für diesen Widerstand, sei es Angst vor Versagen, Perfektionismus oder Unsicherheit, und arbeite daran, sie zu überwinden. Vertraue auf deine Fähigkeiten und sei bereit, aus Fehlern zu lernen.
- Belohnungssysteme einsetzen: Schaffe ein Belohnungssystem für dich selbst, um dich zu motivieren und positive Anreize zu schaffen. Belohne dich nach dem Abschluss einer Aufgabe mit etwas, das dir Freude bereitet, sei es eine Pause, ein kleines Geschenk oder eine Aktivität, die dir Spaß macht.

5.3 Umgang mit Rückschlägen und Misserfolgen:

Rückschläge und Misserfolge sind unvermeidlich im Leben und können die Motivation stark beeinträchtigen. Hier sind einige Strategien, um besser mit Rückschlägen umzugehen und die Motivation aufrechtzuerhalten:

- Akzeptiere deine Gefühle: Es ist normal, enttäuscht, frustriert oder traurig über einen Rückschlag zu sein. Erlaube dir, diese Gefühle zu fühlen und akzeptiere sie als Teil des Prozesses. Widerstehe dem Drang, dich selbst zu verurteilen oder negativ über dich selbst zu denken.
- Lerne aus Rückschlägen: Betrachte Rückschläge als Lernmöglichkeiten. Analysiere, was schief gelaufen ist, und identifiziere die Ursachen für den Misserfolg. Finde heraus, was du aus der Situation lernen kannst und wie du es in Zukunft besser machen kannst.

- Setze realistische Erwartungen: Überprüfe deine Erwartungen und stelle sicher, dass sie realistisch sind. Manchmal setzen wir uns unrealistisch hohe Standards, die zu Enttäuschungen führen können. Passe deine Erwartungen an und erkenne kleine Fortschritte und Erfolge an.
- Suche Unterstützung: Sprich mit Freunden, Familie oder Mentoren über deine Erfahrungen und Gefühle nach einem Rückschlag. Sie können dir Perspektiven geben, dich ermutigen und dir helfen, dich wieder aufzubauen. Teile deine Herausfordernisse und sei offen für Ratschläge und Unterstützung von anderen.
- Fokussiere dich auf Lösungen: Statt dich ausschließlich auf das Problem zu konzentrieren, richte deine Aufmerksamkeit auf Lösungen. Suche nach Alternativen, neuen Strategien oder Herangehensweisen, die dir helfen können, das Ziel zu erreichen. Setze kleine Zwischenziele, um wieder einen positiven Schritt nach vorne zu machen.
- Pflege dich selbst: Rückschläge können emotional belastend sein. Sorge gut für dich selbst, indem du dich um deine körperliche und mentale Gesundheit kümmerst. Nimm dir Zeit für Selbstfürsorge, betreibe regelmäßig Sport, ernähre dich gesund, schlafe ausreichend und nutze Techniken zur Stressbewältigung wie Meditation oder Achtsamkeit.
- Nutze den Rückschlag als Ansporn: Manchmal kann ein Rückschlag auch als Ansporn dienen, um noch motivierter weiterzumachen. Nutze die Erfahrung als Treibstoff, um dich selbst herauszufordern, stärker zu werden und an deinen Zielen festzuhalten. Erinnere dich daran, dass Misserfolge Teil des Wachstumsprozesses sind und dich letztendlich stärker machen können.
- Bleibe positiv und geduldig: Es ist wichtig, eine positive Einstellung zu bewahren und geduldig zu sein. Rückschläge gehören zum Leben dazu, und es kann Zeit und Ausdauer erfordern, um wieder in Fahrt zu kommen. Akzeptiere, dass der Weg nicht immer geradlinig verläuft, und bleibe optimistisch, dass du deine Ziele erreichen kannst.

Indem du lernst, mit Rückschlägen umzugehen und deine Motivation aufrechtzuerhalten, wirst du in der Lage sein, Hindernisse zu überwinden und deinen Weg zum Erfolg fortzusetzen. Denke daran, dass Rückschläge Teil des Lernprozesses sind und dich auf dem Weg zu deinen Zielen weiterbringen können.

5.4 Überwinden von Motivationslöchern:

Motivationslöcher können Zeiten sein, in denen du dich unmotiviert, energielos oder lustlos fühlst. Hier sind einige Strategien, um Motivationslöcher zu überwinden:

- Reflektion und Ursachenidentifikation: Nimm dir Zeit, um zu reflektieren und die Ursachen für dein fehlendes Motivationsgefühl zu identifizieren. Frage dich selbst, ob es bestimmte Faktoren gibt, die deine Motivation beeinflussen, wie z.B. Überforderung, mangelnde Klarheit oder fehlende Unterstützung. Indem du die Ursachen verstehst, kannst du gezielter gegensteuern.
- Überprüfung der Ziele: Nimm dir Zeit, um deine Ziele zu überprüfen und sicherzustellen, dass sie immer noch bedeutsam und relevant für dich sind. Manchmal können sich Prioritäten ändern, und es ist wichtig, sich anzupassen. Überdenke und aktualisiere gegebenenfalls deine Ziele, um sicherzustellen, dass sie dich immer noch motivieren.
- Neuanalyse des Warums: Frage dich selbst, warum du dich für eine bestimmte Aufgabe oder ein bestimmtes Ziel motivieren solltest. Finde den tieferen Zweck oder die intrinsische Bedeutung hinter dem, was du tust. Wenn du einen starken Sinn und Zweck in dem siehst, was du tust, wird es einfacher sein, dich zu motivieren.
- Schaffe eine motivierende Umgebung: Gestalte deine Umgebung so, dass sie motivierend auf dich wirkt. Schaffe einen aufgeräumten und organisierten

Arbeitsbereich, um Ablenkungen zu minimieren. Umgebe dich mit inspirierenden Dingen wie Bildern, Zitaten oder Musik, die dich motivieren können. Finde auch motivierende Menschen oder Gruppen, denen du dich anschließen kannst.

- Belohnungssysteme einsetzen: Implementiere Belohnungssysteme, um dich selbst zu motivieren. Setze dir kleine Belohnungen für erledigte Aufgaben oder Meilensteine, um dir einen Anreiz zu geben, weiterzumachen. Anerkenne und feiere auch kleine Erfolge, um deine Motivation aufrechtzuerhalten.
- Neue Perspektiven gewinnen: Manchmal kann es hilfreich sein, neue Perspektiven einzunehmen oder frische Ideen zu gewinnen, um deine Motivation zu steigern. Lies Bücher oder Artikel, die dich inspirieren, nimm an Weiterbildungen oder Workshops teil oder suche nach neuen Herausforderungen, die deine Neugierde wecken können.
- Den Fokus wiederfinden: Finde Wege, um deinen Fokus zurückzugewinnen und dich auf deine Aufgaben zu konzentrieren. Setze klare Prioritäten und erstelle To-Do-Listen, um dich zu organisieren. Nutze Zeitmanagement-Techniken wie Zeitblöcke oder die Pomodoro-Technik, um deine Produktivität zu steigern.
- Unterstützung suchen: Wenn du Schwierigkeiten hast, aus einem Motivationsloch herauszukommen, zögere nicht, Unterstützung zu suchen. Sprich mit Freunden, Familienmitgliedern oder einem Mentor über deine Herausforderungen. Oft können sie neue Perspektiven bieten oder dir hilfreiche Ratschläge geben. Es kann auch hilfreich sein, sich einer unterstützenden Gemeinschaft anzuschließen, sei es eine Gruppe von Gleichgesinnten, ein Online-Forum oder ein Coaching-Programm.
- Selbstmotivationstechniken anwenden: Es gibt verschiedene Selbstmotivationstechniken, die dir helfen können, aus einem Motivationsloch herauszukommen. Dazu gehören positive Affirmationen, Visualisierungstechniken, das Aufschreiben deiner Ziele und das Erstellen eines Motivationsjournals. Experimentiere mit verschiedenen Techniken und finde heraus, welche am besten für dich funktionieren.
- Herausforderungen annehmen: Manchmal kann es hilfreich sein, sich neuen Herausforderungen zu stellen, um deine Motivation wiederzubeleben. Such dir bewusst Aufgaben oder Projekte, die dich herausfordern und dir die Möglichkeit bieten, neue Fähigkeiten zu entwickeln oder deine vorhandenen Fähigkeiten zu verbessern. Die Überwindung von Herausforderungen kann ein Gefühl von Erfolg und Stolz erzeugen, das deine Motivation steigert.
- Auszeiten nehmen: Es ist wichtig, dir selbst Auszeiten zu gönnen und dich zu erholen. Wenn du dich überarbeitet oder überfordert fühlst, kann dies deine Motivation beeinträchtigen. Plane bewusst Pausen und Erholungszeiten ein, um dich wieder aufzuladen. Nutze diese Zeit, um Aktivitäten zu machen, die dir Freude bereiten und dich entspannen.
- Realistische Erwartungen setzen: Setze dir realistische Erwartungen und sei geduldig mit dir selbst. Manchmal können hohe Erwartungen und der Druck, perfekt zu sein, dich demotivieren. Akzeptiere, dass es Rückschläge und Hindernisse auf dem Weg gibt und dass nicht alles reibungslos verläuft. Erlaube dir Fehler zu machen und aus ihnen zu lernen.
- Motivation aus der Vergangenheit ziehen: Erinnere dich an Zeiten, in denen du motiviert und erfolgreich warst. Denke an die Ziele, die du bereits erreicht hast und wie du dich dabei gefühlt hast. Nutze diese Erinnerungen als Quelle der Inspiration und als Beweis dafür, dass du in der Lage bist, deine Motivation wiederzufinden und Hindernisse zu überwinden.
- Den Sinn hinter der Aufgabe finden: Frage dich, warum du eine bestimmte Aufgabe erledigen möchtest und wie sie zu deinen langfristigen Zielen und Werten passt. Wenn du den tieferen Sinn hinter der Aufgabe erkennst, wird es leichter sein, dich dafür zu motivieren. Identifiziere, wie die Aufgabe dir persönliches Wachstum, Erfüllung oder andere positive Auswirkungen bringen kann.

Indem du diese Strategien anwendest und aktiv daran arbeitest, Motivationslöcher zu überwinden, wirst du in der Lage sein, deine Motivation wiederzufinden und dein Potenzial zu entfalten. Denke daran, dass Motivation ein Prozess ist und es normal ist, gelegentlich Rückschläge zu erleben. Wichtig ist, nicht aufzugeben und immer wieder neue Wege zu finden, um deine Motivation aufrechtzuerhalten.

6. Strategien zur Steigerung der Motivation:

- Setze inspirierende Ziele: Klare und inspirierende Ziele sind ein wesentlicher Antrieb für Motivation. Setze dir Ziele, die dich begeistern, dich herausfordern und dich dazu motivieren, dein Bestes zu geben. Achte darauf, dass deine Ziele realistisch, spezifisch und messbar sind, damit du Fortschritte verfolgen und Erfolge feiern kannst.
- Finde deine intrinsische Motivation: Suche nach den intrinsischen Motivationsfaktoren, die dich antreiben. Frage dich, warum dir eine bestimmte Aufgabe oder ein bestimmtes Ziel wichtig ist und welchen tieferen Sinn oder Wert es für dich hat. Indem du den intrinsischen Wert erkennst, kannst du eine tiefe und langanhaltende Motivation entwickeln, die von innen heraus kommt.
- Schaffe eine positive Umgebung: Deine Umgebung hat einen großen Einfluss auf deine Motivation. Schaffe eine positive und unterstützende Umgebung, die dich motiviert und inspiriert. Räume deinen Arbeitsplatz auf, um Ablenkungen zu minimieren, und umgebe dich mit motivierenden Gegenständen wie Bildern, Zitaten oder persönlichen Erinnerungen. Umgebe dich auch mit positiven und motivierten Menschen, die dich unterstützen und ermutigen.
- Entwickle ein Belohnungssystem: Belohnungen können als Anreiz dienen und deine Motivation steigern. Setze dir Meilensteine oder Zwischenziele und belohne dich selbst, wenn du sie erreichst. Die Belohnungen können materieller Natur sein, wie zum Beispiel ein kleines Geschenk oder eine besondere Belohnung, oder auch immaterieller Natur, wie zum Beispiel eine Auszeit, eine Belohnung für dich selbst oder ein besonderes Erlebnis.
- Nutze positive Selbstgespräche: Achte auf deine Gedanken und nutze positive Selbstgespräche, um dich selbst zu motivieren. Ermutige dich selbst, sei optimistisch und fokussiert. Stelle dir vor, wie du erfolgreich bist und wie du dich dabei fühlst. Erinnere dich regelmäßig an deine Stärken und Erfolge und bekräftige dich selbst in deiner Fähigkeit, Herausforderungen zu bewältigen und Ziele zu erreichen.
- Nutze Visualisierungstechniken: Visualisierung ist eine kraftvolle Technik, um deine Motivation zu steigern. Stelle dir lebhaft vor, wie du deine Ziele erreichst und wie du dich dabei fühlst. Visualisiere den Prozess, wie du Hindernisse überwindest und Fortschritte machst. Indem du diese positiven Bilder in deinem Geist erschaffst, stärkst du deine Motivation und erhöhst deine Zuversicht.
- Pflege deine Gesundheit: Eine gute körperliche und mentale Gesundheit ist entscheidend für die Aufrechterhaltung der Motivation. Achte auf ausreichend Schlaf, regelmäßige Bewegung und eine gesunde Ernährung. Sorge für Stressabbau und Entspannungstechniken wie Meditation, Yoga oder Atemübungen. Eine gute Selbstfürsorge unterstützt deine Energie und Ausdauer und trägt zu einer langfristigen Motivation bei.
- Breche große Aufgaben in kleinere Schritte auf: Große Aufgaben können überwältigend wirken und die Motivation beeinträchtigen. Teile sie daher in kleinere, überschaubare Schritte auf. Dies macht den Fortschritt messbar und gibt dir ein Gefühl der Erfüllung, wenn du jeden kleinen Schritt abschließt. Das Erreichen dieser Meilensteine motiviert dich, weiterzumachen und das Gesamtziel zu erreichen.
- Suche nach Inspiration und neuen Perspektiven: Manchmal braucht es neue Impulse, um die Motivation wieder anzukurbeln. Suche nach inspirierenden Büchern,

Videos, Podcasts oder Geschichten, die dich motivieren und neue Perspektiven bieten. Tausche dich mit anderen Menschen aus, die ähnliche Ziele haben oder bereits Erfolg in deinem gewünschten Bereich haben. Lasse dich von ihren Erfahrungen und Erkenntnissen inspirieren und finde neue Wege, um deine eigene Motivation zu steigern.

- Setze dir regelmäßige Zwischenziele: Neben dem Hauptziel ist es wichtig, sich regelmäßig Zwischenziele zu setzen. Diese dienen als Etappenpunkte auf dem Weg zum Gesamtziel und halten die Motivation hoch. Wenn du regelmäßig kleine Erfolge erreichst, stärkt dies dein Selbstvertrauen und motiviert dich, weiterzumachen. Überprüfe regelmäßig deine Fortschritte und feiere deine Erfolge.
- Umgehe negative Einflüsse und Gedanken: Negative Einflüsse und Gedanken können deine Motivation beeinträchtigen. Identifiziere negative Denkmuster, die dich demotivieren, und versuche, sie durch positive und konstruktive Gedanken zu ersetzen. Vermeide auch Menschen oder Situationen, die deine Motivation negativ beeinflussen. Umgebe dich stattdessen mit positiven und unterstützenden Einflüssen, die dich ermutigen und inspirieren.
- Lerne aus Fehlern und Rückschlägen: Rückschläge und Fehler gehören zum Leben dazu und können deine Motivation beeinträchtigen. Betrachte sie jedoch als Lernchancen und Wachstumsmöglichkeiten. Analysiere, was schief gelaufen ist, identifiziere die Lektionen, die du daraus ziehen kannst, und passe deine Vorgehensweise entsprechend an. Nutze Rückschläge als Ansporn, um stärker und besser zu werden.
- Halte dich an deine Verpflichtungen: Verpflichte dich selbst gegenüber deinen Zielen und bleibe konsequent. Setze klare Deadlines und halte dich daran. Indem du deine Verpflichtungen ernst nimmst, baust du eine Disziplin auf und schaffst eine Atmosphäre der Verantwortung, die deine Motivation aufrechterhält.
- Such dir Unterstützung: Es ist wichtig, sich in Zeiten der geringen Motivation Unterstützung zu suchen. Sprich mit Freunden, Familie oder Mentoren über deine Ziele und Herausforderungen. Sie können dir Ratschläge geben, dich ermutigen und dich bei der Aufrechterhaltung deiner Motivation unterstützen. Du kannst auch einen Motivationspartner finden, mit dem du dich regelmäßig austauschst und gegenseitig motiviert.
- Bleibe flexibel und passe dich an: Manchmal können sich Umstände ändern oder neue Herausforderungen auftreten, die deine Pläne beeinflussen. Sei flexibel und bereit, deine Strategien anzupassen. Das Festhalten an starren Vorstellungen kann zu Frustration und Demotivation führen. Passe dich den Gegebenheiten an und finde alternative Wege, um deine Ziele zu erreichen.
- Nutze positive Affirmationen und Mantras: Positive Affirmationen und Mantras können dabei helfen, deine Motivation aufrechtzuerhalten. Wiederhole positive Aussagen über dich selbst und deine Fähigkeiten, um dein Selbstvertrauen zu stärken. Finde positive Sätze oder Worte, die dich motivieren und ermutigen, und wiederhole sie regelmäßig, um deine positive Einstellung aufrechtzuerhalten.
- Bleibe fokussiert und konzentriert: Eine der größten Herausforderungen bei der Aufrechterhaltung der Motivation ist die Ablenkung. Identifiziere Ablenkungen, die dich von deinen Zielen abhalten, und finde Wege, um sie zu minimieren oder zu beseitigen. Schaffe eine Umgebung, die deine Konzentration fördert, und setze klare Grenzen für Social Media, Internetnutzung oder andere potenzielle Ablenkungen.
- Reflektiere regelmäßig: Nimm dir Zeit für regelmäßige Selbstreflexion, um deine Motivation zu überprüfen und anzupassen. Frage dich, was dich wirklich antreibt und ob deine aktuellen Ziele und Pläne noch stimmig sind. Überprüfe deine Fortschritte und identifiziere Bereiche, in denen du dich verbessern kannst. Die bewusste Reflektion hilft dir dabei, auf Kurs zu bleiben und deine Motivation zu stärken.
- Feiere den Erfolg: Vergiss nicht, deine Erfolge zu feiern, egal wie klein sie auch sein mögen. Nimm dir Zeit, um deine Fortschritte zu würdigen und dich für deine

erreichten Ziele zu belohnen. Dies schafft positive Verstärkung und stärkt deine Motivation für zukünftige Herausforderungen.

- Pflege eine positive Einstellung: Eine positive Einstellung ist von entscheidender Bedeutung für die Aufrechterhaltung der Motivation. Sei optimistisch, glaube an deine Fähigkeiten und gehe mit einer positiven Grundhaltung an Aufgaben heran. Negative Gedanken und Zweifel können deine Motivation untergraben, daher ist es wichtig, deine innere Einstellung bewusst zu lenken und positiv zu bleiben.

6.1 Setzen von realistischen Zielen:

Das Setzen von realistischen Zielen ist ein entscheidender Schritt, um die Motivation aufrechtzuerhalten und erfolgreich zu sein. Realistische Ziele sind solche, die herausfordernd, aber erreichbar sind, basierend auf deinen Fähigkeiten, Ressourcen und Umständen. Wenn Ziele unrealistisch oder zu hoch gesteckt sind, kann dies zu Frustration und Demotivation führen.

Bei der Festlegung realistischer Ziele ist es wichtig, die SMART-Kriterien zu berücksichtigen. SMART steht für spezifisch, messbar, erreichbar, relevant und zeitgebunden. Spezifische Ziele sind klar definiert und genau formuliert. Messbare Ziele können anhand von konkreten Kriterien oder Meilensteinen überprüft werden. Erreichbare Ziele sind realistisch und im Rahmen deiner Möglichkeiten umsetzbar. Relevante Ziele stehen im Einklang mit deinen Werten, Interessen und langfristigen Zielen. Zeitgebundene Ziele haben eine klare Deadline oder einen Zeitrahmen.

Indem du realistische Ziele setzt, schaffst du eine klare Richtung und einen Sinn für Zweck. Du hast einen konkreten Fokus und kannst deine Bemühungen gezielt auf die Erreichung dieser Ziele ausrichten. Dies gibt dir ein Gefühl von Fortschritt und Erfüllung, da du regelmäßig kleine Erfolge erzielst und dich motiviert fühlst, weiterzumachen.

6.2 Visualisierungstechniken:

Visualisierungstechniken sind eine kraftvolle Methode, um die Motivation zu steigern. Indem du dir bildhaft vorstellst, wie du deine Ziele erreichst und positive Ergebnisse erzielst, schaffst du eine starke mentale Verbindung zu deinen Zielen. Durch die Visualisierung positive Szenarien und Erfahrungen aktivierst du dein Unterbewusstsein und prägst deine Gedankenmuster positiv.

Um Visualisierungstechniken anzuwenden, nimm dir regelmäßig Zeit, um dich in einen entspannten Zustand zu versetzen. Schließe die Augen und stelle dir lebhaft vor, wie du deine Ziele erreichst. Visualisiere die Details, die Umgebung, die Emotionen und das Gefühl des Erfolgs. Stelle dir vor, wie du Hindernisse überwindest, Herausforderungen meisterst und deine Ziele mit Leichtigkeit erreichst.

Visualisierungstechniken helfen dabei, das Unterbewusstsein auf Erfolg zu programmieren und die Motivation aufrechtzuerhalten. Es gibt Studien, die zeigen, dass Visualisierung die Gehirnaktivität stimuliert und die Leistungsfähigkeit steigern kann. Indem du regelmäßig visualisierst, verstärkst du deine Überzeugungen, stärkst dein Selbstvertrauen und motivierst dich, kontinuierlich an deinen Zielen zu arbeiten.

6.3 Affirmationen und positive Selbstgespräche:

Affirmationen und positive Selbstgespräche sind wirksame Mittel, um die Motivation zu stärken und das Selbstbewusstsein zu steigern. Affirmationen sind positive Aussagen über dich selbst, deine Fähigkeiten und deine Ziele. Sie werden in der Gegenwartsform formuliert und sind darauf ausgerichtet, positive Überzeugungen zu verstärken. Durch regelmäßige Wiederholung von Affirmationen kannst du dein Unterbewusstsein positiv programmieren und Selbstzweifel und negative Gedankenmuster überwinden.

Positive Selbstgespräche beziehen sich auf die Art und Weise, wie du mit dir selbst sprichst. Anstatt dich selbst zu kritisieren oder negativ über dich zu denken, sprichst du dir selbst ermutigende, motivierende und positive Worte zu. Indem du bewusst positive Selbstgespräche führst, kannst du dein Selbstvertrauen stärken, deine Motivation steigern und eine positive Denkweise entwickeln.

Bei der Anwendung von Affirmationen und positiven Selbstgesprächen ist es wichtig, authentisch zu sein und an das zu glauben, was du sagst. Wähle Aussagen, die für dich persönlich relevant und bedeutsam sind. Wiederhole sie regelmäßig, am besten täglich, und mache sie zu einem festen Bestandteil deiner Gedankenwelt. Je mehr du positive Selbstgespräche führst und Affirmationen verwendest, desto stärker wird dein Selbstvertrauen und deine Motivation wachsen.

6.4 Zeitmanagement und Prioritäten setzen:

Ein effektives Zeitmanagement und das Setzen von Prioritäten sind wesentliche Faktoren, um die Motivation aufrechtzuerhalten und produktiv zu bleiben. Wenn du deine Zeit effizient und gezielt einsetzt, kannst du deine Ziele besser verfolgen und dich auf die Aufgaben konzentrieren, die dir wirklich wichtig sind.

Beginne damit, deine Ziele zu identifizieren und in konkrete Aufgaben oder Schritte zu unterteilen. Priorisiere diese Aufgaben nach ihrer Dringlichkeit und Bedeutung. Setze klare Ziele und Deadlines für jede Aufgabe, um eine Struktur und Orientierung zu schaffen.

Nutze verschiedene Zeitmanagement-Techniken, wie z.B. die Pomodoro-Technik (zeitlich begrenzte Arbeitseinheiten mit kurzen Pausen dazwischen) oder das Eisenhower-Prinzip (Priorisierung von Aufgaben basierend auf Dringlichkeit und Wichtigkeit). Finde heraus, welche Methoden am besten zu deinem Arbeitsstil passen und dir helfen, produktiv zu bleiben.

Ein weiterer wichtiger Aspekt des Zeitmanagements ist die Vermeidung von Zeitverschwendung und Ablenkungen. Identifiziere deine größten Zeitfresser und finde Wege, um sie zu minimieren. Schaffe eine produktive Arbeitsumgebung, in der du dich konzentrieren und effektiv arbeiten kannst.

Indem du dein Zeitmanagement verbesserst und klare Prioritäten setzt, schaffst du Raum für deine wichtigsten Aufgaben und Ziele. Dies hilft dir, fokussiert zu bleiben, Zeit effizient zu nutzen und deine Motivation aufrechtzuerhalten.

6.5 Förderung von positiven Gewohnheiten:

Positive Gewohnheiten sind ein wesentlicher Bestandteil der Motivation und des Erfolgs. Indem du positive Gewohnheiten entwickelst, schaffst du eine Grundlage für kontinuierliches Wachstum und Fortschritt. Positive Gewohnheiten helfen dir, deine Ziele effektiv zu verfolgen, deine Motivation aufrechtzuerhalten und langfristige Erfolge zu erzielen.

- Um positive Gewohnheiten zu fördern, ist es wichtig, bewusste Entscheidungen zu treffen und Verhaltensweisen zu etablieren, die mit deinen Zielen im Einklang stehen. Hier sind einige Strategien, die dir dabei helfen können:
- Starte klein: Beginne mit einer kleinen Gewohnheit, die du leicht in deinen Alltag integrieren kannst. Zum Beispiel könntest du jeden Morgen mit einer kurzen Meditation oder einem kurzen Workout beginnen. Durch kleine Schritte schaffst du eine Erfolgserfahrung und baust darauf auf.
- Setze klare Ziele: Definiere klare Ziele für die Gewohnheiten, die du entwickeln möchtest. Formuliere sie positiv und konkret. Zum Beispiel könntest du als Ziel setzen, jeden Tag 30 Minuten zu lesen oder jeden zweiten Tag ins Fitnessstudio zu gehen.
- Schaffe Routinen: Integriere deine Gewohnheiten in feste Routinen oder Zeitfenster. Wenn du bestimmte Aktivitäten immer zur gleichen Zeit am Tag oder an bestimmten Wochentagen durchführst, wird es leichter, sie in deinen Alltag zu integrieren und beizubehalten.
- Belohne dich selbst: Belohne dich selbst für das Einhalten deiner positiven Gewohnheiten. Dies kann etwas Kleines sein, das dir Freude bereitet, wie zum Beispiel eine kurze Pause zum Lesen eines Buches oder das Genießen eines gesunden Snacks. Die Belohnung verstärkt das positive Verhalten und motiviert dich, es beizubehalten.
- Visualisiere den langfristigen Nutzen: Stelle dir vor, wie sich das Einhalten deiner positiven Gewohnheiten langfristig auszahlen wird. Visualisiere die positiven Veränderungen, die sie in deinem Leben bewirken können, wie zum Beispiel eine bessere Gesundheit, mehr Energie oder beruflichen Erfolg. Dies hilft dir, die Motivation aufrechtzuerhalten und durchzuhalten, auch wenn es schwierig wird.
- Sei geduldig und beharrlich: Das Entwickeln von positiven Gewohnheiten erfordert Zeit und Geduld. Es ist normal, dass es Rückschläge gibt und dass es manchmal schwierig ist, dran zu bleiben. Sei geduldig mit dir selbst und bleibe beharrlich. Wenn du einmal aus der Routine fällst, fange einfach wieder an und lass dich nicht entmutigen.

7. Motivation am Arbeitsplatz:

Motivation am Arbeitsplatz spielt eine entscheidende Rolle für die Leistungsfähigkeit und das Engagement von Mitarbeitern. Eine motivierte Belegschaft ist bereit, ihr Bestes zu geben, ihre Fähigkeiten einzusetzen und zur Erreichung der Unternehmensziele beizutragen. Unternehmen, die ihre Mitarbeiter motivieren, können von einer verbesserten Produktivität, höherer Arbeitsqualität und einem positiven Arbeitsklima profitieren.

Es gibt verschiedene Faktoren, die die Motivation am Arbeitsplatz beeinflussen können. Hier sind einige wichtige Aspekte, die berücksichtigt werden sollten:

- Anerkennung und Belohnung: Mitarbeiter möchten für ihre Leistungen anerkannt und belohnt werden. Dies kann in Form von verbalen Anerkennungen, Auszeichnungen, Bonuszahlungen oder Beförderungen geschehen. Eine angemessene Wertschätzung und Belohnung für gute Arbeit schaffen eine motivierende Umgebung und fördern das Engagement der Mitarbeiter.
- Sinnhaftigkeit der Arbeit: Mitarbeiter sind motivierter, wenn sie den Sinn und den Zweck ihrer Arbeit verstehen. Die Verbindung zwischen den individuellen Aufgaben und den übergeordneten Unternehmenszielen sollte klar kommuniziert werden. Wenn Mitarbeiter erkennen, wie ihre Arbeit zum Erfolg des Unternehmens beiträgt, sind sie eher bereit, sich einzusetzen und ihr Bestes zu geben.
- Entwicklungsmöglichkeiten: Mitarbeiter möchten sich weiterentwickeln und ihre Fähigkeiten ausbauen. Die Bereitstellung von Weiterbildungs- und Entwicklungsmöglichkeiten ist daher ein wichtiger Motivationsfaktor. Durch gezielte

Schulungen, Mentoring-Programme oder Karrierepläne können Mitarbeiter ihre beruflichen Fähigkeiten erweitern und motiviert bleiben, da sie die Möglichkeit haben, sich weiterzuentwickeln.

- Autonomie und Verantwortung: Mitarbeiter sind motivierter, wenn sie ein gewisses Maß an Autonomie und Verantwortung für ihre Arbeit haben. Die Möglichkeit, Entscheidungen zu treffen, kreative Lösungen zu finden und Verantwortung für Projekte zu übernehmen, stärkt das Engagement und die Motivation der Mitarbeiter. Es ist wichtig, ihnen Vertrauen entgegenzubringen und ihnen die Möglichkeit zu geben, ihre Arbeit selbstständig zu gestalten.
- Gute Arbeitsbedingungen: Eine angenehme Arbeitsumgebung und gute Arbeitsbedingungen tragen zur Motivation der Mitarbeiter bei. Dazu gehören ein ergonomischer Arbeitsplatz, ausreichende Ressourcen, angemessene Arbeitszeiten und ein gutes Verhältnis von Arbeit und Freizeit. Ein positives Arbeitsumfeld, in dem Mitarbeiter sich wertgeschätzt und unterstützt fühlen, fördert die Motivation und das Wohlbefinden am Arbeitsplatz.
- Kommunikation und Transparenz: Offene und transparente Kommunikation ist essentiell, um die Motivation am Arbeitsplatz aufrechtzuerhalten. Mitarbeiter sollten regelmäßig über Unternehmensziele, Fortschritte, Veränderungen und Entscheidungen informiert werden. Die Einbeziehung der Mitarbeiter in Entscheidungsprozesse und das Schaffen eines offenen Dialogs fördern das Engagement und die Identifikation mit dem Unternehmen.
- Teamarbeit und Zusammenarbeit: Eine gute Zusammenarbeit im Team und ein unterstützendes Arbeitsumfeld stehen für eine positive Motivationskultur. Mitarbeiter sind motivierter, wenn sie sich in einem Team wohl fühlen, sich gegenseitig unterstützen und gemeinsam an Zielen arbeiten können. Die Förderung von Teamwork, Kommunikation und Zusammenarbeit durch Teambuilding-Aktivitäten, regelmäßige Meetings und Projekte stärkt die Motivation der Mitarbeiter.
- Herausfordernde Aufgaben: Mitarbeiter sind motivierter, wenn sie herausfordernde und interessante Aufgaben haben, die ihre Fähigkeiten und ihr Potenzial herausfordern. Das Delegieren von Verantwortung und das Übertragen von anspruchsvollen Aufgaben zeigen den Mitarbeitern, dass ihre Arbeit geschätzt wird und dass man ihnen zutraut, komplexe Aufgaben zu bewältigen. Dadurch fühlen sie sich motiviert, ihr Bestes zu geben und sich weiterzuentwickeln.
- Work-Life-Balance: Eine ausgewogene Work-Life-Balance ist entscheidend, um die Motivation der Mitarbeiter zu erhalten. Wenn Mitarbeiter übermäßig belastet werden oder Schwierigkeiten haben, ihre Arbeit mit ihrem persönlichen Leben in Einklang zu bringen, kann dies zu einer Abnahme der Motivation führen. Die Bereitstellung flexibler Arbeitszeiten, Unterstützung bei der Vereinbarkeit von Beruf und Familie sowie die Förderung von Gesundheits- und Wellnessprogrammen tragen zur Motivation und zum Wohlbefinden der Mitarbeiter bei.
- Feedback und Entwicklungsgespräche: Regelmäßiges Feedback und konstruktive Entwicklungsgespräche sind wichtig, um die Motivation der Mitarbeiter zu fördern. Mitarbeiter möchten wissen, wie sie sich verbessern können und welche Möglichkeiten es für ihre berufliche Entwicklung gibt. Durch regelmäßiges Feedback, Leistungsbeurteilungen und individuelle Entwicklungspläne können Mitarbeiter ihre Stärken stärken, an ihren Schwächen arbeiten und sich weiterentwickeln.

Die Motivation am Arbeitsplatz zu fördern erfordert eine ganzheitliche Herangehensweise, die verschiedene Aspekte berücksichtigt. Indem Unternehmen auf die Bedürfnisse und Motivationsfaktoren ihrer Mitarbeiter eingehen, können sie eine motivierende Arbeitsumgebung schaffen, in der Mitarbeiter ihr volles Potenzial entfalten können. Dies führt zu einer gesteigerten Produktivität, höherer Mitarbeiterbindung und einem positiven Arbeitsklima, von dem sowohl Mitarbeiter als auch Unternehmen profitieren.

7.1 Motivationstheorien im beruflichen Kontext:

Im beruflichen Kontext gibt es verschiedene Motivationstheorien, die helfen können, das Verhalten von Mitarbeitern und deren Motivation besser zu verstehen. Diese Theorien bieten Einblicke in die verschiedenen Aspekte, die die Motivation beeinflussen. Hier sind einige der prominentesten Motivationstheorien im beruflichen Kontext:

- Die Erwartungstheorie: Diese Theorie besagt, dass die Motivation einer Person von ihrer Erwartung abhängt, dass ihre Anstrengungen zu einer bestimmten Leistung führen, und von der Erwartung, dass diese Leistung zu einer Belohnung führt, die als wertvoll erachtet wird. Mitarbeiter sind motivierter, wenn sie glauben, dass ihre Bemühungen zu erfolgreichen Leistungen und wertvollen Belohnungen führen.
- Die Zielsetzungstheorie: Diese Theorie besagt, dass das Setzen von spezifischen und herausfordernden Zielen die Motivation steigert. Wenn Mitarbeiter klare Ziele haben, auf die sie hinarbeiten können, fühlen sie sich motivierter und engagierter. Zudem beeinflusst das Feedback über den Fortschritt bei der Zielerreichung die Motivation positiv.
- Die Selbstbestimmungstheorie: Diese Theorie legt den Fokus auf das Bedürfnis nach Autonomie, Kompetenz und sozialer Eingebundenheit. Mitarbeiter sind motivierter, wenn sie die Möglichkeit haben, ihre Arbeit selbstständig zu gestalten, ihre Fähigkeiten und Kenntnisse einzusetzen und in einem unterstützenden sozialen Umfeld zu arbeiten.
- Die sozial-kognitive Theorie: Diese Theorie betont die Bedeutung von Selbstwirksamkeitserwartungen, also der Überzeugung einer Person, dass sie in der Lage ist, bestimmte Aufgaben erfolgreich zu bewältigen. Wenn Mitarbeiter das Vertrauen in ihre Fähigkeiten haben, sind sie motivierter, sich herausfordernden Aufgaben zu stellen und gute Leistungen zu erbringen.

Diese Motivationstheorien bieten unterschiedliche Perspektiven und Ansätze, um die Motivation am Arbeitsplatz zu verstehen und zu fördern. Indem Unternehmen die Prinzipien dieser Theorien in der Personalentwicklung und -führung berücksichtigen, können sie eine motivierende Arbeitsumgebung schaffen und die Leistungsfähigkeit ihrer Mitarbeiter steigern.

7.2 Führung und Motivation:

Die Führungskraft spielt eine entscheidende Rolle bei der Motivation der Mitarbeiter. Eine effektive Führungskraft ist in der Lage, die individuellen Bedürfnisse und Motivationsfaktoren der Mitarbeiter zu erkennen und zu adressieren. Hier sind einige Aspekte, die bei der Führung und Motivation von Mitarbeitern eine Rolle spielen:

- Kommunikation: Eine offene und transparente Kommunikation zwischen Führungskraft und Mitarbeiter ist wichtig, um die Motivation zu fördern. Die Führungskraft sollte klare Erwartungen kommunizieren, Feedback geben und den Mitarbeitern die Möglichkeit geben, ihre Ideen und Bedenken zu äußern. Durch eine gute Kommunikation fühlen sich Mitarbeiter gehört und wertgeschätzt, was ihre Motivation steigert.
- Unterstützung und Entwicklung: Eine gute Führung Anerkennung und Belohnung: Mitarbeiter sind motivierter, wenn ihre Leistungen und Erfolge anerkannt und belohnt werden. Eine Führungskraft sollte Lob und Anerkennung für gute Arbeit aussprechen und gegebenenfalls auch materielle oder immaterielle Belohnungen bereitstellen. Dies kann die Motivation der Mitarbeiter steigern und ein Gefühl der Wertschätzung vermitteln.
- Empowerment und Delegation: Mitarbeiter sind motivierter, wenn sie Verantwortung übernehmen und Entscheidungen treffen können. Eine Führungskraft sollte ihren Mitarbeitern Vertrauen entgegenbringen, ihnen Aufgaben und Verantwortung übertragen und ihnen die Möglichkeit geben, ihre Fähigkeiten und Potenziale voll

auszuschöpfen. Dieses Empowerment fördert die Motivation und das Engagement der Mitarbeiter.

- Coaching und Unterstützung: Eine Führungskraft sollte ihre Mitarbeiter aktiv unterstützen und coachen, um ihre Fähigkeiten weiterzuentwickeln und ihre Ziele zu erreichen. Indem sie ihre Mitarbeiter bei der Problemlösung unterstützt, Feedback gibt und sie bei ihrer beruflichen Entwicklung begleitet, kann sie ihre Motivation steigern und sie auf ihrem Karriereweg unterstützen.

7.3 Schaffung einer motivierenden Arbeitsumgebung:

Eine motivierende Arbeitsumgebung spielt eine wichtige Rolle bei der Steigerung der Motivation der Mitarbeiter. Hier sind einige Aspekte, die bei der Schaffung einer motivierenden Arbeitsumgebung berücksichtigt werden sollten:

- Klare Ziele und Erwartungen: Mitarbeiter benötigen klare Ziele und klare Erwartungen, um motiviert zu sein. Die Ziele sollten herausfordernd, aber erreichbar sein, und die Mitarbeiter sollten wissen, wie ihre Leistung gemessen wird. Indem klare Zielvorgaben kommuniziert werden, können Mitarbeiter motiviert werden, ihr Bestes zu geben und ihre Leistung zu steigern.
- Sinnhaftigkeit der Arbeit: Mitarbeiter sind motivierter, wenn sie den Sinn und den Beitrag ihrer Arbeit zum Gesamterfolg des Unternehmens verstehen. Es ist wichtig, den Mitarbeitern zu vermitteln, wie ihre Arbeit zu den Unternehmenszielen und -werten beiträgt. Dies kann durch eine klare Kommunikation der Unternehmensvision, regelmäßige Updates über den Fortschritt und die Auswirkungen ihrer Arbeit sowie die Einbindung der Mitarbeiter in Entscheidungsprozesse erreicht werden.
- Förderung von Autonomie: Mitarbeiter sind motivierter, wenn sie die Möglichkeit haben, ihre Arbeit selbstständig zu organisieren und Entscheidungen zu treffen. Eine motivierende Arbeitsumgebung sollte Raum für Eigenverantwortung und Autonomie bieten. Mitarbeiter sollten die Möglichkeit haben, ihren eigenen Arbeitsstil zu entwickeln und Entscheidungen im Rahmen ihrer Verantwortung zu treffen. Dies fördert die Motivation und das Engagement der Mitarbeiter.
- Entwicklungsmöglichkeiten: Mitarbeiter sind motivierter, wenn sie die Möglichkeit haben, sich weiterzuentwickeln und neue Fähigkeiten zu erlernen. Eine motivierende Arbeitsumgebung sollte Entwicklungsmöglichkeiten wie Weiterbildungsprogramme, Mentoring, Job Rotation oder Aufstiegsmöglichkeiten bieten. Indem Mitarbeitern Perspektiven für ihre persönliche und berufliche Entwicklung aufgezeigt werden, können sie motiviert bleiben und ihre Leistung steigern.

7.4 Mitarbeiterengagement und Motivation steigern:

Um das Mitarbeiterengagement und die Motivation zu steigern, sind verschiedene Maßnahmen und Ansätze erforderlich. Hier sind einige wichtige Aspekte, die Unternehmen berücksichtigen können:

- Einbindung und Partizipation: Mitarbeiter sollten aktiv in Entscheidungsprozesse einbezogen werden und die Möglichkeit haben, ihre Ideen und Vorschläge einzubringen. Dies schafft ein Gefühl der Zugehörigkeit und stärkt das Engagement der Mitarbeiter. Durch regelmäßige Teammeetings, Feedback-Sitzungen und die Schaffung einer offenen Kommunikationskultur können Mitarbeiter motiviert werden, aktiv zur Verbesserung des Unternehmens beizutragen.
- Förderung eines positiven Arbeitsklimas: Eine positive und unterstützende Arbeitskultur ist entscheidend für das Engagement und die Motivation der Mitarbeiter. Eine Atmosphäre des Vertrauens, der gegenseitigen Unterstützung und des Respekts fördert die Zusammenarbeit und das Wohlbefinden der Mitarbeiter.

Unternehmen sollten Maßnahmen ergreifen, um Konflikte zu lösen, Teamarbeit zu fördern und eine offene Kommunikation zu ermöglichen.

- Anerkennung und Belohnung: Die Anerkennung und Belohnung von Mitarbeitern für ihre Leistungen ist ein wichtiger Motivationsfaktor. Unternehmen können verschiedene Formen der Anerkennung einführen, wie zum Beispiel Mitarbeiter des Monats, Auszeichnungen, Boni oder Prämien. Durch die Anerkennung von Leistungen fühlen sich Mitarbeiter wertgeschätzt und motiviert, weiterhin gute Arbeit zu leisten.
- Förderung von Work-Life-Balance: Die Förderung einer ausgewogenen Work-Life-Balance ist entscheidend, um das Wohlbefinden und die Motivation der Mitarbeiter zu erhalten. Unternehmen sollten flexible Arbeitszeitmodelle, Home-Office-Optionen und Möglichkeiten zur Vereinbarkeit von Beruf und Familie anbieten. Indem Mitarbeiter die Möglichkeit haben, ihre persönlichen Verpflichtungen zu erfüllen und ihre Interessen außerhalb der Arbeit zu verfolgen, können sie motiviert bleiben und ihre Produktivität steigern.
- Weiterbildung und Entwicklung: Die Förderung der Weiterbildung und Entwicklung der Mitarbeiter ist ein wichtiger Faktor für das Mitarbeiterengagement und die Motivation. Unternehmen sollten Schulungsprogramme, Mentoring-Programme und Weiterbildungsmöglichkeiten anbieten, um den Mitarbeitern die Möglichkeit zu geben, ihre Fähigkeiten und Kenntnisse zu erweitern. Durch die Investition in die Entwicklung der Mitarbeiter zeigt das Unternehmen Wertschätzung und fördert das Engagement und die Motivation der Mitarbeiter.
- Feedback und Wachstumsmöglichkeiten: Regelmäßiges Feedback und Wachstumsmöglichkeiten sind wichtig, um die Motivation der Mitarbeiter aufrechtzuerhalten. Unternehmen sollten eine Kultur des konstruktiven Feedbacks fördern, in der Mitarbeiter regelmäßig Rückmeldungen zu ihrer Leistung erhalten und Möglichkeiten zur Weiterentwicklung besprechen können. Indem Mitarbeitern klare Ziele und Entwicklungsperspektiven aufgezeigt werden, können sie motiviert bleiben und ihr Potenzial entfalten.

Durch die Umsetzung dieser Maßnahmen können Unternehmen das Mitarbeiterengagement und die Motivation steigern. Motivierte Mitarbeiter sind engagiert, produktiv und leisten einen wertvollen Beitrag zum Erfolg des Unternehmens. Es ist wichtig zu beachten, dass die Steigerung der Motivation am Arbeitsplatz ein kontinuierlicher Prozess ist und verschiedene Ansätze erfordert. Unternehmen sollten ihre Strategien regelmäßig überprüfen, um sicherzustellen, dass sie effektiv sind und den sich ändernden Bedürfnissen der Mitarbeiter gerecht werden.

Zusammenfassend lässt sich sagen, dass die Schaffung einer motivierenden Arbeitsumgebung, die Förderung von Mitarbeiterengagement und die Steigerung der Motivation wichtige Faktoren für den Erfolg eines Unternehmens sind. Durch die Anwendung von Motivationstheorien, die Entwicklung effektiver Führungskompetenzen und die Implementierung geeigneter Maßnahmen können Unternehmen eine positive und motivierende Arbeitskultur schaffen. Motivierte Mitarbeiter sind leistungsbereit, zufrieden und tragen maßgeblich zum Erfolg des Unternehmens bei.

8. Motivation in Beziehungen:

Motivation spielt auch in zwischenmenschlichen Beziehungen eine bedeutende Rolle. Ob es um romantische Partnerschaften, Freundschaften oder familiäre Beziehungen geht, Motivation ist ein treibender Faktor für das Engagement und die Bindung zwischen den Menschen. Im Folgenden werden wir uns ausführlich mit dem Thema "Motivation in Beziehungen" befassen.

- Bedeutung der Motivation in Beziehungen Motivation ist ein entscheidender Aspekt für das Funktionieren und die Entwicklung von Beziehungen. Sie ist der Antrieb, der Menschen dazu motiviert, sich in ihren Beziehungen zu engagieren, für den anderen da zu sein und Verbindungen aufzubauen. Motivation in Beziehungen kann verschiedene Ausprägungen haben, wie die Motivation, dem Partner Liebe und Fürsorge entgegenzubringen, sich um die Bedürfnisse des anderen zu kümmern oder gemeinsame Ziele zu verfolgen.
- Motivationsfaktoren in Beziehungen Es gibt verschiedene Faktoren, die die Motivation in Beziehungen beeinflussen können. Dazu gehören:

Menschen haben von Natur aus das Bedürfnis nach Bindung und Zugehörigkeit. Die Motivation, eine enge Beziehung aufzubauen und aufrechtzuerhalten, ist stark, da sie das Gefühl von Sicherheit, Unterstützung und emotionaler Verbundenheit bietet.

Wenn Menschen gemeinsame Werte und Ziele teilen, erhöht dies ihre Motivation, in der Beziehung aktiv zu sein. Die Aussicht, zusammen an etwas zu arbeiten und ein gemeinsames Ziel zu erreichen, stärkt die Bindung und motiviert die Partner, sich gegenseitig zu unterstützen.

Eine erfüllte Beziehung erfüllt grundlegende Bedürfnisse wie Liebe, Zuneigung, Aufmerksamkeit, Sicherheit und Unterstützung. Die Motivation, diese Bedürfnisse zu erfüllen und auch die Bedürfnisse des Partners zu berücksichtigen, trägt zur Stärkung der Beziehung bei.

Positive und erfreuliche Interaktionen zwischen den Partnern fördern die Motivation, in der Beziehung aktiv zu sein. Das Teilen von positiven Erfahrungen, Lachen, Spaß haben und das Erleben von gemeinsamer Freude stärkt die emotionale Bindung und die Motivation, diese positiven Momente in der Beziehung zu wiederholen.

Die Motivation, dem Partner Unterstützung und Empathie entgegenzubringen, spielt eine wichtige Rolle in Beziehungen. Das Gefühl, dass der Partner in schwierigen Zeiten da ist und Verständnis zeigt, stärkt das Vertrauen und die Bindung und motiviert die Partner, sich füreinander einzusetzen.

- Herausforderungen und Lösungsansätze In Beziehungen können verschiedene Herausforderungen auftreten, die die Motivation beeinträchtigen können. Dazu gehören Konflikte, Kommunikationsprobleme, mangelnde Unterstützung oder Vernachlässigung der Bedürfnisse des Partners. Hier sind einige Lösungsansätze, um die Motivation in Beziehungen aufrechtzuerhalten und zu stärken:
- Eine offene und ehrliche Kommunikation ist von entscheidender Bedeutung, um Missverständnisse zu klären, Bedürfnisse auszudrücken und Konflikte zu lösen. Durch den offenen Austausch von Gedanken und Gefühlen können beide Partner besser verstehen, was sie motiviert und wie sie die Beziehung verbessern können.
- Es ist wichtig, sich gegenseitig zu unterstützen und für den anderen da zu sein. Dies kann sich in kleinen Gesten der Fürsorge und Unterstützung zeigen, wie zum Beispiel ein offenes Ohr zu haben, dem Partner bei Problemen zu helfen oder gemeinsam Lösungen zu finden. Durch diese Unterstützung fühlen sich beide Partner wertgeschätzt und motiviert, sich weiterhin füreinander einzusetzen.
- Das Festlegen und Verfolgen gemeinsamer Ziele und Interessen kann die Motivation in einer Beziehung steigern. Wenn beide Partner ein gemeinsames Ziel haben und sich darauf konzentrieren, können sie sich gegenseitig unterstützen und gemeinsam Erfolge feiern. Dies schafft eine positive Dynamik und stärkt die Motivation, weiterhin an der Beziehung zu arbeiten.
- Es ist wichtig, dass beide Partner Raum für ihre individuellen Bedürfnisse, Interessen und Ziele haben. Die Anerkennung der Individualität jedes Partners und die

Möglichkeit, persönliche Wünsche und Träume zu verfolgen, stärkt die Motivation in der Beziehung. Indem beide Partner ihre persönliche Entwicklung und Erfüllung fördern, können sie sich gegenseitig inspirieren und die Beziehung bereichern.

- Regelmäßige positive Interaktionen sind ein wesentlicher Bestandteil einer motivierenden Beziehung. Diese können gemeinsame Aktivitäten, gemeinsames Lachen, gemeinsame Ziele oder auch kleine Gesten der Zuneigung und Wertschätzung umfassen. Durch positive Interaktionen wird eine Atmosphäre der Freude, Liebe und positiven Energie geschaffen, die die Motivation beider Partner steigert.
- Eine motivierende Beziehung zeichnet sich durch kontinuierliches Wachstum und Lernen aus. Beide Partner sollten bereit sein, an sich selbst und an der Beziehung zu arbeiten. Dies kann bedeuten, neue Fähigkeiten zu erlernen, sich persönlich weiterzuentwickeln oder auch gemeinsam neue Erfahrungen zu machen. Durch das Streben nach Wachstum und Entwicklung wird die Motivation in der Beziehung aufrechterhalten.
- Abschließend lässt sich sagen, dass Motivation in Beziehungen eine wichtige Rolle spielt, um die Bindung, das Engagement und die Erfüllung beider Partner zu fördern. Durch die Berücksichtigung der individuellen Motivatoren, den Aufbau einer offenen Kommunikation, die gegenseitige Unterstützung, das Setzen gemeinsamer Ziele, die Schaffung positiver Interaktionen und das kontinuierliche Wachstum können Partners

8.1 Motivation in romantischen Beziehungen:

- Romantische Beziehungen sind eine spezielle Form von Beziehungen, die von Intimität, Leidenschaft und Engagement geprägt sind. Motivation spielt eine zentrale Rolle in der Aufrechterhaltung und Stärkung dieser Beziehungen. Hier sind einige Aspekte der Motivation Romantische Liebe: Eine der Hauptmotivationen in romantischen Beziehungen ist die romantische Liebe. Diese Form der Motivation umfasst starke emotionale Bindungen, Leidenschaft und sexuelle Anziehung zum Partner. Romantische Liebe motiviert die Partner, Zeit und Energie in die Beziehung zu investieren, um die Intimität und das Glück zu bewahren.
- Bedürfnis nach Nähe und Bindung: Menschen haben ein angeborenes Bedürfnis nach Nähe, Bindung und emotionaler Sicherheit. Die Motivation, diese Bedürfnisse in romantischen Beziehungen zu erfüllen, ist hoch. Partner motivieren sich gegenseitig, sich emotional zu öffnen, Vertrauen aufzubauen und eine tiefe emotionale Verbundenheit zu entwickeln.
- Gemeinsame Ziele und Zukunftsvisionen: Das Teilen von gemeinsamen Zielen und Zukunftsvisionen kann die Motivation in romantischen Beziehungen erhöhen. Wenn beide Partner ähnliche Vorstellungen von ihrer gemeinsamen Zukunft haben und daran arbeiten, diese zu verwirklichen, steigt die Motivation, die Beziehung zu erhalten und zu stärken.
- Konfliktlösung und Kommunikation: Die Motivation, Konflikte zu lösen und eine effektive Kommunikation aufrechtzuerhalten, ist entscheidend für romantische Beziehungen. Durch den konstruktiven Umgang mit Konflikten und die offene Kommunikation können Probleme angegangen und Missverständnisse geklärt werden. Dies stärkt die Motivation, die Beziehung zu verbessern und weiterzuentwickeln.
- Erhaltung der Leidenschaft: In langfristigen romantischen Beziehungen kann die Aufrechterhaltung der Leidenschaft eine Herausforderung darstellen. Die Motivation, die Leidenschaft aufrechtzuerhalten, kann durch gemeinsame Aktivitäten, das Erkunden neuer Dinge, das Zelebrieren von Intimität und das Wahren der Attraktivität gesteigert werden.

8.2 Motivation in Freundschaften und sozialen Netzwerken:

Freundschaften und soziale Netzwerke spielen eine bedeutende Rolle in unserem sozialen Leben. Sie bieten uns emotionale Unterstützung, soziale Interaktionen und die Möglichkeit, unser soziales Netzwerk zu erweitern. Motivation spielt eine zentrale Rolle in der Aufrechterhaltung und Pflege dieser Beziehungen. Hier sind einige Aspekte der Motivation in Freundschaften und sozialen Netzwerken:

- Gemeinsame Interessen und Unterstützung: Eine der Hauptmotivationen in Freundschaften und sozialen Netzwerken ist das Teilen von gemeinsamen Interessen und die gegenseitige Unterstützung. Menschen suchen nach Gleichgesinnten, mit denen sie ihre Interessen teilen können, sei es in Hobbys, Sportarten, kulturellen Aktivitäten oder beruflichen Interessen. Die Motivation, Zeit miteinander zu verbringen und sich zu unterstützen, wird durch diese gemeinsamen Interessen gestärkt.
- Vertrauen und Verlässlichkeit: Vertrauen und Verlässlichkeit sind grundlegende Aspekte von Freundschaften und sozialen Netzwerken. Die Motivation, Vertrauen aufzubauen und verlässlich zu sein, ist entscheidend, um enge Beziehungen aufzubauen und aufrechtzuerhalten. Wenn wir das Vertrauen unserer Freunde gewinnen und als verlässlich wahrgenommen werden, steigt unsere Motivation, uns für ihre Bedürfnisse und Interessen einzusetzen.
- Gemeinschaft und Zugehörigkeit: Die Motivation, Teil einer Gemeinschaft oder eines sozialen Netzwerks zu sein, beruht oft auf dem Bedürfnis nach Zugehörigkeit. Menschen suchen nach sozialen Verbindungen, um sich akzeptiert und unterstützt zu fühlen. Die Motivation, in sozialen Netzwerken aktiv zu sein, wird durch das Gefühl der Zugehörigkeit gestärkt, das entsteht, wenn wir uns in einer Gemeinschaft von Menschen befinden, die ähnliche Werte und Interessen teilen.
- Emotionale Unterstützung und Verbundenheit: Freundschaften und soziale Netzwerke bieten die Möglichkeit, emotionale Unterstützung zu erhalten und sich mit anderen verbunden zu fühlen. Die Motivation, für andere da zu sein, zuzuhören, Empathie zu zeigen und Unterstützung anzubieten, ist ein wichtiger Aspekt von Freundschaften und sozialen Netzwerken. Diese gegenseitige Unterstützung stärkt die Beziehungen und erhöht die Motivation, sich aktiv in das Netzwerk einzubringen.
- Soziale Aktivitäten und gemeinsame Erlebnisse: Die Motivation, an sozialen Aktivitäten und gemeinsamen Erlebnissen teilzunehmen, ist ein weiterer wichtiger Faktor in Freundschaften und sozialen Netzwerken. Gemeinsame Aktivitäten schaffen eine positive Atmosphäre, fördern das Zusammengehörigkeitsgefühl und stärken die Beziehung. Durch die Teilnahme an gemeinsamen Erlebnissen werden positive Erinnerungen geschaffen, die die Motivation zur Aufrechterhaltung und Stärkung der Beziehungen erhöhen.

8.3 Motivation in Familienbeziehungen:

- Familienbeziehungen bilden das Fundament unserer sozialen Struktur und haben einen starken Einfluss auf unser Leben. Motivation spielt eine entscheidende Rolle bei der Gestaltung und Aufrechterhaltung dieser Beziehungen. Hier sind einige Aspekte der Motivation in Familienbeziehungen:
- Elterliche Liebe und Fürsorge: Eine der grundlegendsten Motivationen in Familienbeziehungen ist die elterliche Liebe und Fürsorge. Eltern sind motiviert, ihre

Kinder zu unterstützen, für sie da zu sein und ihnen ein liebevolles Zuhause zu bieten. Diese Motivation wird durch den Wunsch genährt, das Wohlergehen und die Entwicklung der Kinder zu fördern.

- Gemeinsame Werte und Traditionen: Die Motivation, gemeinsame Werte und Traditionen in der Familie aufrechtzuerhalten, ist ein wichtiger Aspekt von Familienbeziehungen. Durch das Teilen von gemeinsamen Werten und die Pflege von Traditionen wird die Identität der Familie gestärkt und ein Gefühl der Zusammengehörigkeit geschaffen. Diese gemeinsamen Aspekte fördern die Motivation, sich aktiv für die Familie einzusetzen.
- Elternschaft und Erziehung: Die Motivation zur Elternschaft und Erziehung der Kinder ist ein grundlegender Faktor in Familienbeziehungen. Eltern werden durch die Verantwortung für das Wohl ihrer Kinder motiviert, ihnen die notwendige Unterstützung und Anleitung zu bieten. Diese Motivation treibt sie an, sich in die Erziehung einzubringen, Werte zu vermitteln und den Kindern beim Aufbau eines positiven Selbstbildes und eines gesunden Lebenswegs zu helfen.
- Verbundenheit und emotionale Unterstützung: Familienbeziehungen bieten die Möglichkeit, Verbundenheit und emotionale Unterstützung zu erfahren. Die Motivation, in engen Beziehungen innerhalb der Familie zu agieren, entsteht aus dem Wunsch nach Zugehörigkeit und dem Bedürfnis nach emotionaler Unterstützung. In Zeiten der Freude oder des Kummers sind Familienmitglieder motiviert, füreinander da zu sein und einander Halt zu geben.
- Gemeinsame Zeit und Aktivitäten: Die Motivation, gemeinsame Zeit und Aktivitäten in der Familie zu verbringen, ist von großer Bedeutung. Durch das Teilen von gemeinsamen Erlebnissen, sei es beim Essen, Spielen, Reisen oder anderen Aktivitäten, wird das Zusammengehörigkeitsgefühl gestärkt und positive Erinnerungen werden geschaffen. Diese gemeinsamen Aktivitäten fördern die Motivation, die familiäre Bindung zu stärken und gemeinsame Zeit zu schätzen.
- Konfliktbewältigung und Kommunikation: In Familienbeziehungen ist es unvermeidlich, dass es zu Konflikten kommt. Die Motivation, Konflikte zu bewältigen und eine offene Kommunikation aufrechtzuerhalten, ist entscheidend für ein gesundes Familienleben. Durch den respektvollen Umgang mit Konflikten und eine klrechte Kommunikation können Missverständnisse geklärt, Probleme gelöst und die familiäre Harmonie wiederhergestellt werden. Die Motivation, konstruktiv mit Konflikten umzugehen, erhöht das Verständnis und die Bindung innerhalb der Familie.
- Unterstützung in verschiedenen Lebensphasen: Familienbeziehungen sind dynamisch und entwickeln sich im Laufe der Zeit. Die Motivation, in verschiedenen Lebensphasen Unterstützung zu bieten, ist ein wichtiger Aspekt von Familienbeziehungen. Eltern sind motiviert, ihre Kinder beim Heranwachsen zu begleiten und zu unterstützen, während Kinder motiviert sind, ihren Eltern im Alter

oder in schwierigen Zeiten Unterstützung zu geben. Diese gegenseitige Unterstützung stärkt die Beziehungen und erhöht die Motivation, füreinander da zu sein.

- Die Motivation in Freundschaften und Familienbeziehungen basiert auf dem Bedürfnis nach sozialer Interaktion, Zugehörigkeit, Unterstützung und emotionaler Verbundenheit. Die Motivation, diese Beziehungen zu pflegen, wird durch gemeinsame Interessen, Vertrauen, Verlässlichkeit, emotionale Unterstützung, gemeinsame Aktivitäten und die Fähigkeit zur Konfliktbewältigung gestärkt. Die Erfüllung dieser Motivationen trägt dazu bei, starke und dauerhafte Beziehungen aufzubauen, in denen sich die Beteiligten unterstützt, geschätzt und geliebt fühlen.

9. <u>Motivation und Erfolg:</u>

Motivation und Erfolg sind eng miteinander verbunden. Eine starke Motivation kann den Weg zum Erfolg ebnen und die Wahrscheinlichkeit erhöhen, dass persönliche Ziele und berufliche Meilensteine erreicht werden. Hier sind einige Aspekte der Beziehung zwischen Motivation und EEine wichtige Rolle bei der Verbindung von Motivation und Erfolg spielt die Fähigkeit, selbstbestimmte Ziele zu setzen. Wenn wir klare Ziele vor Augen haben und motiviert sind, sie zu erreichen, sind wir eher bereit, die notwendigen Anstrengungen zu unternehmen, um erfolgreich zu sein. Die Motivation dient als Treibstoff, der uns dazu antreibt, hart zu arbeiten, Hindernisse zu überwinden und uns auf unsere Ziele zu fokussieren.

- Motivation ist auch eng mit Ausdauer und Beharrlichkeit verbunden, die Schlüsseleigenschaften für den Erfolg sind. Auf dem Weg zum Erfolg begegnen wir oft Herausforderungen, Rückschlägen und Hindernissen. Eine starke Motivation hilft uns, diese Hindernisse zu überwinden und trotz Widrigkeiten weiterzumachen. Sie gibt uns die mentale Ausdauer, um uns nicht entmutigen zu lassen und unsere Anstrengungen fortzusetzen, bis wir unser Ziel erreichen.
- Motivation trägt dazu bei, unseren Fokus und unsere Konzentration auf unsere Ziele zu lenken. Wenn wir motiviert sind, haben wir eine klare Vorstellung von dem, was wir erreichen wollen, und sind weniger anfällig für Ablenkungen. Unsere Motivation hilft uns, uns auf die Aufgaben zu konzentrieren, die uns unserem Ziel näher bringen, und uns von irrelevanten oder unwichtigen Dingen abzuwenden. Dies ermöglicht es uns, unsere Energie und Ressourcen effektiv einzusetzen und unsere Chancen auf Erfolg zu maximieren.
- Eine starke Motivation kann auch unser Selbstvertrauen stärken. Wenn wir motiviert sind und uns auf den Erfolg fokussieren, entwickeln wir ein positives Selbstbild und glauben an unsere Fähigkeiten, die gesteckten Ziele zu erreichen. Dieses gestärkte Selbstvertrauen gibt uns den Mut, uns neuen Herausforderungen zu stellen, Risiken einzugehen und unser volles Potenzial auszuschöpfen. Mit einem hohen Maß an Selbstvertrauen sind wir eher bereit, uns in unbekannte Bereiche vorzuwagen und die nötige Entschlossenheit aufzubringen, um erfolgreich zu sein.
- Motivation und Erfolg gehen auch mit Belohnung und Zufriedenheit einher. Wenn wir motiviert sind und unsere Ziele erreichen, erleben wir ein Gefühl der Erfüllung und Zufriedenheit. Die Belohnung für unsere Anstrengungen kann sowohl intrinsischer Natur sein, wie das Gefühl der persönlichen Erfüllung und des Stolzes, als auch extrinsischer Natur, wie Anerkennung, finanzielle Belohnung oder beruflicher Aufstieg. Diese Belohnungen verstärken unsere Motivation und fördern ein Gefühl der Erfüllung und des Erfolgs. Sie dienen auch als Anreiz, weiterhin motiviert zu bleiben und sich neuen Herausforderungen zu stellen.
- Motivation ist eng mit persönlicher Weiterentwicklung und Wachstum verbunden. Wenn wir motiviert sind, streben wir danach, uns kontinuierlich zu verbessern, neue Fähigkeiten zu erlernen und unser Wissen zu erweitern. Diese Bereitschaft, sich weiterzuentwickeln, ermöglicht es uns, neue Chancen zu erkennen, uns anzupassen und uns auf Veränderungen einzustellen. Der Erfolg, den wir durch unsere motivierten Anstrengungen erzielen, ist oft ein Indikator für unser persönliches Wachstum und unsere Entwicklung.
- Unsere Motivation kann auch einen positiven Einfluss auf unser Umfeld haben. Wenn wir motiviert sind und Erfolg haben, fungieren wir oft als Vorbild für andere. Unsere Motivation kann andere inspirieren und motivieren, ihre eigenen Ziele zu verfolgen und erfolgreich zu sein. Durch unseren Erfolg können wir auch positive Veränderungen in unserem sozialen und beruflichen Umfeld bewirken und zu einer motivierten und erfolgreichen Gemeinschaft beitragen.

- Die Beziehung zwischen Motivation und Erfolg ist komplex und vielschichtig. Motivation ist der innere Antrieb, der uns antreibt, unsere Ziele zu verfolgen und erfolgreich zu sein. Es ist wichtig, eine starke Motivation aufrechtzuerhalten und sie mit den richtigen Strategien und Techniken zu unterstützen, um unseren Erfolg zu fördern. Wenn wir unsere Motivation verstehen und gezielt nutzen, können wir unsere Ziele erreichen, unser volles Potenzial entfalten und ein erfülltes und erfolgreiches Leben führen.

9.1 Verbindung zwischen Motivation und Erfolg:

Die Verbindung zwischen Motivation und Erfolg liegt in ihrer gegenseitigen Abhängigkeit. Motivation ist der innere Antrieb, der uns dazu motiviert, bestimmte Ziele zu erreichen und erfolgreich zu sein. Ohne Motivation können wir kaum die erforderliche Energie, Ausdauer und Entschlossenheit aufbringen, um unsere Ziele zu verfolgen und erfolgreich abzuschließen. Motivation schafft den Rahmen, in dem der Erfolg möglich wird.

Motivation spielt eine wichtige Rolle bei der Definition und Festlegung unserer Ziele. Sie hilft uns, unsere Wünsche und Bedürfnisse zu identifizieren und uns auf bestimmte Ergebnisse zu konzentrieren. Indem wir uns auf unsere Ziele fokussieren und eine klare Vorstellung davon haben, was wir erreichen möchten, können wir unsere Anstrengungen und Ressourcen gezielt darauf ausrichten, den gewünschten Erfolg zu erzielen.

Motivation ist auch entscheidend, um Hindernisse und Rückschläge auf dem Weg zum Erfolg zu überwinden. Auf dem Weg zu unseren Zielen stoßen wir oft auf Herausforderungen, Schwierigkeiten und Frustrationen. Eine starke Motivation befähigt uns, diese Hindernisse zu überwinden und aus Rückschlägen zu lernen. Sie hilft uns, unseren Fokus auf das positive Ergebnis zu richten und uns nicht von negativen Erfahrungen entmutigen zu lassen. Mit einer motivierten Einstellung können wir neue Wege finden, alternative Lösungen suchen und unsere Anstrengungen anpassen, um trotz der Hindernisse voranzukommen und letztendlich erfolgreich zu sein.

Darüber hinaus ist Motivation ein wichtiger Treiber für persönliches Wachstum und Weiterentwicklung. Wenn wir motiviert sind, setzen wir uns höhere Ziele, fordern uns heraus und streben kontinuierlich nach Verbesserung. Unsere Motivation treibt uns dazu an, neue Fähigkeiten zu erlernen, unser Wissen zu erweitern und unsere Kompetenzen zu entwickeln. Dieser fortwährende Entwicklungsprozess ermöglicht es uns, unser Potenzial zu entfalten und uns auf dem Weg zum Erfolg stetig zu verbessern.

Die Verbindung zwischen Motivation und Erfolg ist also eine wechselseitige Beziehung. Motivation schafft den initialen Antrieb und die Energie, um Ziele zu setzen und sie zu verfolgen. Gleichzeitig führt der Erfolg, den wir durch unsere motivierten Anstrengungen erreichen, zu einem verstärkten Gefühl der Erfüllung und des Fortschritts, was wiederum unsere Motivation aufrechterhält und uns dazu antreibt, weiterhin nach höheren Zielen und Erfolgen zu streben.

9.2 Entwicklung einer erfolgsorientierten Denkweise:

Eine erfolgsorientierte Denkweise spielt eine entscheidende Rolle bei der Verbindung zwischen Motivation und Erfolg. Sie bezieht sich auf die Art und Weise, wie wir über Erfolg, Herausforderungen und unseren eigenen Fortschritt denken. Eine erfolgsorientierte Denkweise umfasst folgende Aspekte:

- Positives Denken: Eine erfolgsorientierte Denkweise bedeutet, positive Gedanken und Überzeugungen zu kultivieren. Indem wir uns auf das Positive konzentrieren und an unsere Fähigkeiten und Stärken glauben, schaffen wir eine positive Grundlage für unsere Motivation und unseren Erfolg. Anstatt sich auf Misserfolge oder Hindernisse zu konzentrieren, suchen wir nach Lösungen und Möglichkeiten, um voranzukommen.
- Zielorientierung: Eine erfolgsorientierte Denkweise beinhaltet auch eine klare Ausrichtung auf Ziele. Wir setzen uns konkrete und realistische Ziele, die uns herausfordern und motivieren. Wir entwickeln eine klare Vision dessen, was wir erreichen möchten, und planen die notwendigen Schritte, um dorthin zu gelangen. Eine klare Zielsetzung gibt uns Orientierung und ermöglicht es uns, unsere Motivation gezielt einzusetzen.
- Lern- und Wachstumsorientierung: Eine erfolgsorientierte Denkweise beinhaltet die Bereitschaft, aus Erfahrungen zu lernen und sich weiterzuentwickeln. Wir betrachten Misserfolge und Rückschläge als Lernchancen und nutzen sie, um uns zu verbessern. Wir sind offen für neues Wissen und neue Fähigkeiten und erkennen, dass kontinuierliches Lernen und Wachstum wesentlich für unseren Erfolg sind.
- Selbstverantwortung: Eine erfolgsorientierte Denkweise beinhaltet auch die Übernahme von Verantwortung für unser Handeln und unsere Ergebnisse. Wir erkennen, dass wir die Hauptakteure in unserem eigenen Erfolg sind und dass unsere Handlungen und Entscheidungen einen direkten Einfluss darauf haben. Indem wir uns selbst verantwortlich machen und unser Handeln bewusst steuern, können wir unsere Motivation aufrechterhalten und unsere Chancen auf Erfolg maximieren.
- Resilienz: Eine erfolgsorientierte Denkweise beinhaltet die Fähigkeit, Rückschläge zu bewältigen und sich von ihnen zu erholen. Wir erkennen, dass der Weg zum Erfolg nicht immer glatt verläuft und dass es Herausforderungen und Hindernisse geben kann. Eine resiliente Denkweise ermöglicht es uns, uns von Rückschlägen nicht entmutigen zu lassen, sondern unsere Motivation aufrechtzuerhalten und neue Wege zu finden, um voranzukommen.
- Die Entwicklung einer erfolgsorientierten Denkweise erfordert Zeit und Übung. Es ist wichtig, sich bewusst mit den eigenen Denkmustern auseinanderzusetzen, negative Gedanken zu erkennen und durch positive und konstruktive Gedanken zu ersetzen. Mentale Übungen wie Affirmationen, Visualisierungstechniken und das Führen eines Erfolgsjournals können dabei helfen, eine erfolgsorientierte Denkweise zu entwickeln und aufrechtzuerhalten.
- Indem wir unsere Denkweise bewusst auf Erfolg ausrichten, schaffen wir eine positive Grundlage für unsere Motivation und erhöhen unsere Chancen auf tatsächlichen Erfolg. Eine erfolgsorientierte Denkweise ermöglicht es uns, unsere Ziele effektiver zu verfolgen, Hindernisse zu überwinden und unser volles Potenzial zu entfalten.

9.3 Überwindung von Hindernissen auf dem Weg zum Erfolg:

Auf dem Weg zum Erfolg begegnen wir häufig Hindernissen und Herausforderungen, die unsere Motivation beeinträchtigen können. Es ist wichtig, Strategien zu entwickeln, um diese Hindernisse zu überwinden und unseren Fortschritt aufrechtzuerhalten. Hier sind einige bewährte Methoden:

- Problemorientiertes Denken: Anstatt sich von Hindernissen entmutigen zu lassen, ist es hilfreich, eine problemorientierte Denkweise zu entwickeln. Das bedeutet, die Hindernisse als Herausforderungen zu betrachten, für die es Lösungen gibt. Identifizieren Sie das Problem genau und suchen Sie nach Möglichkeiten, es zu lösen. Überlegen Sie, welche Ressourcen, Fähigkeiten oder Unterstützung Sie benötigen, um das Hindernis zu überwinden.

- Flexibilität und Anpassungsfähigkeit: Manchmal können sich Hindernisse unerwartet ändern oder neue Herausforderungen können auftreten. In solchen Fällen ist es wichtig, flexibel zu bleiben und sich an die neuen Umstände anzupassen. Seien Sie bereit, alternative Wege zu finden und Ihre Vorgehensweise anzupassen, um die Hindernisse zu überwinden. Denken Sie daran, dass Flexibilität ein wesentlicher Bestandteil des Erfolgs ist.
- Unterstützung suchen: Es ist nichts Falsches daran, um Hilfe und Unterstützung zu bitten, wenn Sie auf Hindernisse stoßen. Sowohl im beruflichen als auch im persönlichen Leben kann die Unterstützung von anderen Menschen einen großen Unterschied machen. Identifizieren Sie Menschen in Ihrem Umfeld, die Ihnen helfen können, sei es durch Ratschläge, Mentoring oder praktische Unterstützung. Zusammenarbeit und gegenseitige Unterstützung können Ihre Motivation stärken und Ihnen helfen, Hindernisse zu überwinden.
- Positive Selbstgespräche: Positive Selbstgespräche können eine wirksame Methode sein, um Ihre Motivation aufrechtzuerhalten und Hindernisse zu überwinden. Statt sich von negativen Gedanken und Selbstzweifeln überwältigen zu lassen, sprechen Sie sich selbst Mut zu. Erinnern Sie sich daran, dass Sie bereits in der Vergangenheit Herausforderungen gemeistert haben und dass Sie die Fähigkeiten und Ressourcen haben, um auch dieses Hindernis zu bewältigen. Sagen Sie sich positive Affirmationen wie "Ich bin stark und fähig" oder "Ich kann diese Herausforderung meistern".
- Lernen aus Misserfolgen: Rückschläge und Misserfolge gehören zum Prozess des Erfolgs dazu. Anstatt sich von ihnen entmutigen zu lassen, nutzen Sie sie als Lernchancen. Reflektieren Sie über die Gründe für den Misserfolg und identifizieren Sie, was Sie daraus lernen können. Betrachten Sie den Misserfolg als eine Gelegenheit, sich weiterzuentwickeln und in Zukunft besser zu werden. Verwenden Sie das Gelernte, um Ihre Herangehensweise zu verbessern und das Hindernis beim nächsten Versuch zu überwinden.

9.4 Umgang mit Erfolg und weiterem Antrieb:

Sobald Sie Erfolge erreichen, ist es wichtig, den Erfolg angemessen anzuerkennen und den weiteren Antrieb aufrechtzuerhalten. Hier sind einige Strategien, um mit Erfolg umzugehen und kontinuierlich motiviert zu bleiben:

- Feiern Sie Ihre Erfolge: Nehmen Sie sich bewusst Zeit, um Ihre Erfolge zu feiern und sich selbst dafür zu würdigen. Das kann beispielsweise durch eine kleine Belohnung, ein Lob an sich selbst oder das Teilen des Erfolgs mit anderen geschehen. Indem Sie Ihre Erfolge feiern, stärken Sie Ihre Motivation und erzeugen ein positives Gefühl der Erfüllung und Zufriedenheit.
- Setzen Sie sich neue Ziele: Nach dem Erreichen eines Erfolges ist es wichtig, sich neue Ziele zu setzen, um den weiteren Antrieb aufrechtzuerhalten. Diese neuen Ziele können auf dem vorherigen Erfolg aufbauen oder neue Bereiche und Herausforderungen abdecken. Indem Sie sich kontinuierlich neue Ziele setzen, bleiben Sie fokussiert und motiviert, um weiterhin erfolgreich zu sein.
- Reflektieren Sie über den Erfolg: Nutzen Sie die Gelegenheit, um über den Erfolg nachzudenken und zu reflektieren. Fragen Sie sich, was Sie zum Erfolg geführt hat, welche Fähigkeiten und Strategien Sie eingesetzt haben und was Sie aus dem Erfolg gelernt haben. Diese Reflexion ermöglicht es Ihnen, Ihre Stärken und Erfolgsfaktoren zu identifizieren und sie in Zukunft gezielt einzusetzen.
- Bleiben Sie hungrig nach Wachstum: Erfolg sollte nicht zu Selbstzufriedenheit führen, sondern den Hunger nach weiterem Wachstum und Verbesserung wecken. Halten Sie sich stets offen für neue Möglichkeiten, lernen Sie kontinuierlich dazu und entwickeln Sie sich weiter. Ein erfolgreicher Mensch ist bereit, aus seiner Komfortzone herauszutreten und sich neuen Herausforderungen zu stellen.

- Inspirieren Sie sich selbst: Finden Sie Quellen der Inspiration, um Ihre Motivation aufrechtzuerhalten. Das können inspirierende Bücher, Podcasts, Vorträge oder Mentoren sein, die Ihnen neue Perspektiven bieten und Ihnen helfen, Ihren Antrieb zu stärken. Suchen Sie nach Vorbildern, deren Erfolgsgeschichten Sie motivieren und von denen Sie lernen können.
- Pflegen Sie ein unterstützendes Umfeld: Um Ihre Motivation aufrechtzuerhalten, ist es wichtig, ein unterstützendes Umfeld zu haben. Umgeben Sie sich mit Menschen, die Sie unterstützen, motivieren und inspirieren. Teilen Sie Ihre Erfolge und Herausforderungen mit ihnen, und lassen Sie sich von ihrem positiven Einfluss und ihrer Unterstützung weiter antreiben.
- Bleiben Sie positiv: Eine positive Einstellung ist entscheidend, um Ihre Motivation und Ihren Antrieb aufrechtzuerhalten. Sehen Sie Misserfolge oder Rückschläge als vorübergehende Hindernisse, aus denen Sie lernen können. Fokussieren Sie sich auf Lösungen und Chancen statt auf Probleme und Schwierigkeiten. Eine positive Einstellung hilft Ihnen, optimistisch zu bleiben und auch in schwierigen Zeiten motiviert zu bleiben.
- Indem Sie diese Strategien anwwenden und in Ihr Leben integrieren, können Sie Ihre Motivation aufrechterhalten und Ihren Erfolgsweg weiterverfolgen. Denken Sie daran, dass Motivation ein dynamischer Prozess ist und es wichtig ist, kontinuierlich an ihr zu arbeiten.
- Es gibt keine Garantie für dauerhafte Motivation, da wir alle Phasen haben, in denen wir uns weniger motiviert fühlen. Dennoch können Sie durch bewusste Bemühungen und den Einsatz verschiedener Techniken Ihre Motivation stärken und aufrechterhalten. Seien Sie geduldig mit sich selbst und erkennen Sie, dass Motivation ein kontinuierlicher Prozess ist, der Zeit und Anstrengung erfordert.

- Mit einem starken Fundament an Motivation können Sie Ihre Ziele erreichen, Hindernisse überwinden und ein erfülltes und erfolgreiches Leben führen. Bleiben Sie engagiert, fokussiert und halten Sie Ihre Motivation lebendig. Seien Sie bereit, sich den Herausforderungen zu stellen und Ihre Träume zu verfolgen. Der Weg zum Erfolg mag nicht immer einfach sein, aber mit der richtigen Motivation und Entschlossenheit können Sie Ihre Ziele erreichen und ein erfülltes Leben führen.

<u>Motivation aufrechterhalten:</u>

Motivation aufrechtzuerhalten ist eine Herausforderung, da sie im Laufe der Zeit nachlassen kann. Es erfordert kontinuierliche Anstrengungen, um die Flamme der Motivation am Brennen zu halten. Hier sind einige Ansätze und Strategien, um die Motivation aufrechtzuerhalten:

- Ziele und Visionen: Setzen Sie sich klare und inspirierende Ziele. Definieren Sie, was Sie erreichen möchten und warum es Ihnen wichtig ist. Eine klare Vision von dem, was Sie erreichen möchten, kann als Leitfaden dienen und Ihnen helfen, motiviert zu bleiben, auch wenn es Herausforderungen gibt.
- Zwischenziele festlegen: Zerlegen Sie große Ziele in kleinere, erreichbare Zwischenziele. Dadurch wird der Fortschritt sichtbarer und Sie bleiben motiviert, wenn Sie regelmäßig kleine Erfolge erzielen. Feiern Sie diese Erfolge, um Ihre Motivation weiter zu stärken.
- Belohnungssysteme einrichten: Schaffen Sie sich Belohnungen für Ihre Fortschritte und Erfolge. Diese Belohnungen können materieller oder immaterieller Natur sein und sollten mit Ihren Zielen in Einklang stehen. Wenn Sie wissen, dass eine Belohnung auf Sie wartet, steigert dies Ihre Motivation, die erforderlichen Anstrengungen zu unternehmen.

- Motivierende Umgebung schaffen: Gestalten Sie Ihre Umgebung so, dass sie Ihre Motivation unterstützt. Umgeben Sie sich mit inspirierenden Bildern, Zitaten oder Gegenständen, die Sie an Ihre Ziele erinnern. Schaffen Sie einen Arbeitsplatz oder ein Umfeld, das Sie motiviert und produktiv macht.

- Selbstreflexion: Nehmen Sie sich regelmäßig Zeit, um über Ihre Motivation, Ihre Fortschritte und Ihren Zweck nachzudenken. Fragen Sie sich, was Sie antreibt und was Ihnen wichtig ist. Identifizieren Sie mögliche Hindernisse und entwickeln Sie Strategien, um sie zu überwinden. Die Selbstreflexion ermöglicht es Ihnen, Ihre Motivationsquelle zu stärken und auf Kurs zu bleiben.

- Lernen und Wachstum: Stellen Sie sicher, dass Sie sich kontinuierlich weiterentwickeln und neue Fähigkeiten erlernen. Die Suche nach neuen Herausforderungen und das Streben nach persönlichem Wachstum helfen Ihnen, Ihre Motivation aufrechtzuerhalten. Halten Sie sich über aktuelle Entwicklungen in Ihrem Bereich auf dem Laufenden und nehmen Sie an Weiterbildungen oder Kursen teil, um Ihr Wissen zu erweitern.

- Unterstützung suchen: Umgeben Sie sich mit Menschen, die Ihre Ziele und Ihre Motivation unterstützen. Tauschen Sie sich mit Gleichgesinnten aus, die ähnliche Interessen und Ziele haben. Gemeinschaft und gegenseitige Unterstützung können eine Quelle der Inspiration und Motivation sein.

- Selbstfürsorge: Achten Sie auf Ihre körperliche und mentale Gesundheit. Ausreichend Schlaf, gesunde Ernährung und regelmäßige Bewegung tragen zu Ihrer Energie und Motivation bei. Nehmen Sie sich Zeit für Entspannung und Selbstpflege, um Stress abzubauen und Ihre Motivation aufrechtzuerhalten.

- Positive Selbstgespräche: Verwenden Sie positive Selbstgespräche, um Ihre Motivation aufrechtzuerhalten. Ermutigen Sie sich selbst und erinnern Sie sich daran, warum Sie Ihre Ziele verfolgen. Sprechen Sie sich Mut zu und sagen Sie sich immer wieder, dass Sie die Fähigkeiten und die Entschlossenheit haben, Ihre Ziele zu erreichen.

- Kontinuierliche Weiterentwicklung: Bleiben Sie neugierig und offen für neue Ideen und Möglichkeiten. Setzen Sie sich immer wieder neue Herausforderungen, um Ihre Komfortzone zu erweitern. Indem Sie ständig an sich arbeiten und sich weiterentwickeln, halten Sie Ihre Motivation hoch und vermeiden Stagnation.

- Flexibilität und Anpassungsfähigkeit: Akzeptieren Sie, dass es auf dem Weg zu Ihren Zielen Herausforderungen und Rückschläge geben wird. Seien Sie bereit, sich anzupassen und alternative Wege zu finden, um Hindernisse zu überwinden. Flexibilität hilft Ihnen, Ihre Motivation aufrechtzuerhalten und weiterhin auf Ihre Ziele hinzuarbeiten.

- Fokus auf den Zweck: Erinnern Sie sich regelmäßig an den Zweck und die Bedeutung Ihrer Ziele. Überlegen Sie, wie Ihr Handeln anderen helfen kann oder welchen Beitrag es leisten kann. Ein tieferer Sinn und Zweck hinter Ihren Zielen können Ihnen helfen, Ihre Motivation aufrechtzuerhalten, selbst wenn es schwierig wird.

- Positive Einstellung und Dankbarkeit: Kultivieren Sie eine positive Einstellung und üben Sie Dankbarkeit für das, was Sie bereits erreicht haben. Fokussieren Sie sich auf das Positive und lassen Sie sich nicht von negativen Gedanken oder Rückschlägen entmutigen. Eine positive Einstellung und Dankbarkeit fördern die Motivation und helfen Ihnen, den Erfolgsweg weiterzugehen.

Es ist wichtig zu verstehen, dass die Aufrechterhaltung der Motivation ein kontinuierlicher Prozess ist. Es erfordert Engagement, Selbstreflexion und den Einsatz verschiedener

Techniken, um Ihre Motivation aufrechtzuerhalten. Seien Sie geduldig mit sich selbst und akzeptieren Sie, dass es Höhen und Tiefen geben wird. Durch die bewusste Arbeit an Ihrer Motivation können Sie jedoch Ihre Ziele erreichen und ein erfülltes und erfolgreiches Leben führen.

10.1 Selbstmotivationstechniken:

Selbstmotivation ist der Schlüssel zur langfristigen Motivation. Hier sind einige Techniken, die Ihnen helfen können, Ihre eigene Motivation aufrechtzuerhalten:

- Nehmen Sie sich regelmäßig Zeit, um Ihre Ziele, Werte und Wünsche zu reflektieren. Stellen Sie sicher, dass Ihre Ziele mit Ihren innersten Überzeugungen und Leidenschaften in Einklang stehen. Überprüfen Sie auch Ihren Fortschritt und passen Sie gegebenenfalls Ihre Ziele an, um sicherzustellen, dass sie weiterhin motivierend und relevant sind.
- Nutzen Sie die Kraft der Vorstellungskraft, um Ihre Ziele lebendig zu machen. Stellen Sie sich vor, wie es sich anfühlt, Ihre Ziele zu erreichen, und visualisieren Sie die positiven Auswirkungen, die dies auf Ihr Leben haben wird. Verbinden Sie Emotionen und positive Gefühle mit Ihren Zielen, um Ihre Motivation zu steigern.
- Übernehmen Sie eine positive innere Dialog mit sich selbst. Ermutigen Sie sich selbst, sprechen Sie sich Mut zu und nutzen Sie positive Affirmationen, um Ihr Selbstvertrauen zu stärken. Erinnern Sie sich daran, dass Sie die Fähigkeiten und die Entschlossenheit haben, Ihre Ziele zu erreichen.
- Erstellen Sie ein Belohnungssystem für sich selbst, um Ihre Motivation zu verstärken. Legen Sie Meilensteine oder Zwischenziele fest und belohnen Sie sich, wenn Sie sie erreichen. Die Belohnungen können sowohl materieller als auch immaterieller Natur sein und sollten Ihnen ein Gefühl des Erfolgs und der Anerkennung geben.
- Effektives Zeitmanagement hilft Ihnen, Ihre Motivation aufrechtzuerhalten. Setzen Sie Prioritäten, erstellen Sie einen Zeitplan und halten Sie sich an Ihre Verpflichtungen. Durch eine gute Organisation können Sie den Überblick behalten, effizient arbeiten und sich auf Ihre Ziele konzentrieren.

10.2 Inspiration finden und erhalten:

Manchmal brauchen wir zusätzliche Inspiration, um unsere Motivation zu stärken. Hier sind einige Möglichkeiten, wie Sie Inspiration finden und aufrechterhalten können:

- Schaffen Sie eine inspirierende Umgebung, um Ihre Kreativität und Motivation zu fördern. Umgeben Sie sich mit Dingen, die Sie inspirieren, wie z. B. Bücher, Kunstwerke, Musik oder Natur. Besuchen Sie auch inspirierende Orte oder nehmen Sie an Veranstaltungen teil, die Sie motivieren.
- Finden Sie Vorbilder, die bereits das erreicht haben, was Sie anstreben. Lesen Sie über ihre Erfolgsgeschichten und lernen Sie von ihren Erfahrungen. Vorbilder können Ihnen helfen, Ihre eigenen Ambitionen zu verstehen und zu sehen, dass Erfolg möglich ist.
- Bleiben Sie neugierig und offen für neues Wissen und neue Ideen. Lesen Sie Bücher, nehmen Sie an Schulungen oder Seminaren teil und erweitern Sie Ihre Kenntnisse in Bereichen, die Sie interessieren. Durch kontinuierliches Lernen können Sie Ihre Perspekttive erweitern und neue Quellen der Inspiration finden.
- Nutzen Sie kreative Techniken wie Brainstorming, Mind Mapping oder das Führen eines Inspirationsjournals, um neue Ideen zu generieren. Die Ausübung von kreativen Aktivitäten wie Malen, Schreiben oder Musik kann ebenfalls Ihre Inspiration steigern.

- Suchen Sie den Austausch mit Gleichgesinnten, Kollegen oder Mentoren. Diskutieren Sie Ihre Ideen, Herausforderungen und Ziele mit ihnen. Der Dialog und die Zusammenarbeit mit anderen können neue Perspektiven und Inspiration bieten.
-
- **10.3 Umgang mit Motivationsflauten:**

Es ist normal, dass es Zeiten gibt, in denen unsere Motivation nachlässt. Hier sind einige Strategien, um mit Motivationsflauten umzugehen:

- Versuchen Sie herauszufinden, warum Ihre Motivation abgenommen hat. Gibt es bestimmte Hindernisse oder Ängste, die Sie überwinden müssen? Reflektieren Sie auch, ob Ihre Ziele noch immer Ihre Leidenschaft und Ihr Interesse wecken. Wenn nicht, könnte es an der Zeit sein, Ihre Ziele anzupassen oder neue Ziele zu setzen.
- Brechen Sie Ihre Ziele in kleinere, machbare Schritte auf. Manchmal kann die Überwältigung von großen Zielen zu einer Motivationsflaute führen. Indem Sie kleine Erfolge erzielen und schrittweise Fortschritte machen, können Sie Ihre Motivation wieder aufbauen.
- Betrachten Sie Ihre Ziele aus verschiedenen Blickwinkeln. Fragen Sie sich, was Sie an Ihren Zielen ursprünglich motiviert hat, und suchen Sie nach neuen Ansätzen oder Strategien, um Ihre Motivation wiederzubeleben. Möglicherweise müssen Sie Ihre Vorgehensweise ändern oder neue Wege finden, um Ihre Ziele zu erreichen.
- Ziehen Sie Ihre Unterstützungssysteme heran, sei es Freunde, Familie oder Kollegen. Teilen Sie Ihre Herausforderungen und bitten Sie um Unterstützung und Ermutigung. Manchmal kann eine externe Perspektive oder der Zuspruch anderer Menschen helfen, Ihre Motivation wieder anzufachen.
- Achten Sie auf sich selbst und Ihre Bedürfnisse. Nehmen Sie sich Zeit für Entspannung, Ruhe und Selbstpflege. Manchmal kann eine Pause oder eine Veränderung der Routine dazu beitragen, Ihre Energien wieder aufzuladen und Ihre Motivation zurückzubringen.

10.4 Langfristige Motivation und Nachhaltigkeit:

- Die Aufrechterhaltung der Motivation auf lange Sicht erfordert ein bewusstes Engagement und kontinuierliche Anstrengungen. Hier sind einige Ansätze, um langfristige Motivation und Nachhaltigkeit zu fördern:
- Stellen Sie sicher, dass Ihre Ziele langfristig ausgerichtet sind und Ihre persönlichen Werte und Leidenschaften widerspiegeln. Überprüfen Sie regelmäßig Ihre Ziele und passen Sie sie gegebenenfalls an, um sicherzustellen, dass sie weiterhin motivierend und relevant sind.
- Halten Sie den Fortschritt, den Sie auf dem Weg zu Ihren Zielen machen. Halten Sie Ihre Erfolge fest und feiern Sie sie. Dies hilft Ihnen, motiviert zu bleiben und erinnert Sie daran, dass Ihre Anstrengungen Früchte tragen.
- Seien Sie flexibel und bereit, Ihre Pläne anzupassen, wenn sich die Umstände ändern oder neue Chancen auftreten. Manchmal erfordert die Erreichung langfristiger Ziele eine Anpassung der Vorgehensweise. Seien Sie offen für Veränderungen und bleiben Sie anpassungsfähig.
- Entwickeln Sie ein starkes Selbstvertrauen in Ihre Fähigkeiten und Ihr Potenzial. Glauben Sie an sich selbst und daran, dass Sie in der Lage sind, Ihre Ziele zu erreichen. Sprechen Sie sich selbst Mut zu und erinnern Sie sich regelmäßig daran, was Sie bereits erreicht haben.
- Üben Sie Selbstdisziplin und halten Sie an Ihren Verpflichtungen und Routinen fest. Es kann hilfreich sein, klare Regeln und Routinen zu etablieren, um Ihre Motivation aufrechtzuerhalten. Setzen Sie Prioritäten und bleiben Sie fokussiert, auch wenn es schwierig wird.

- Halten Sie sich geistig und emotional engagiert, indem Sie kontinuierlich lernen und sich weiterentwickeln. Suchen Sie nach neuen Herausforderungen, erwerben Sie neue Fähigkeiten und bleiben Sie neugierig. Der Wunsch nach persönlichem Wachstum und Weiterentwicklung kann eine starke Motivationsquelle sein.
- Suchen Sie regelmäßig nach Inspiration und neuen Quellen der Motivation. Lesen Sie Bücher, hören Sie inspirierende Reden oder schauen Sie sich motivierende Filme oder Dokumentationen an. Suchen Sie auch nach Vorbildern und Menschen, die Sie inspirieren können.
- Achten Sie darauf, eine ausgewogene Lebensweise zu pflegen und für Ihre körperliche und geistige Gesundheit zu sorgen. Nehmen Sie sich regelmäßig Zeit für Entspannung, Ruhe und Selbstpflege. Eine gute Balance zwischen Arbeit, Freizeit und persönlicher Fürsorge ist entscheidend, um langfristige Motivation zu erhalten.
- Indem Sie diese Ansätze in Ihr Leben integrieren und kontinuierlich an Ihrer Motivation arbeiten, können Sie Ihre Ziele erreichen und ein erfülltes, motiviertes Leben führen. Denken Sie daran, dass Motivation ein kontinuierlicher Prozess ist und dass Sie die Fähigkeit haben, Ihre Motivation aufrechtzuerhalten, unabhängig von den Herausforderungen, denen Sie begegnen.

11. Motivation und Gesundheit

Motivation und Gesundheit sind eng miteinander verbunden. Eine hohe Motivation kann dazu beitragen, eine gesunde Lebensweise aufrechtzuerhalten, während eine schlechte Motivation die Bereitschaft zur Veränderung und Selbstfürsorge beeinträchtigen kann. Hier sind einige Aspekte, die die Verbindung zwischen Motivation und Gesundheit verdeutlichen:

- Motivation spielt eine zentrale Rolle bei der Verhaltensänderung im Hinblick auf die Gesundheit. Ob es darum geht, regelmäßig Sport zu treiben, gesund zu essen, mit dem Rauchen aufzuhören oder ausreichend Schlaf zu bekommen - ohne die nötige Motivation ist es schwer, diese Veränderungen umzusetzen und langfristig beizubehalten. Eine starke Motivation kann den Antrieb und die Entschlossenheit bieten, gesunde Gewohnheiten zu entwickeln und aufrechtzuerhalten.
- Zielsetzung: Motivation ermöglicht es uns, klare Ziele im Zusammenhang mit unserer Gesundheit zu setzen. Ob es darum geht, Gewicht zu verlieren, den Blutdruck zu senken oder den Stress zu bewältigen - motivierte Menschen haben einen klaren Fokus und eine klare Richtung, um ihre Gesundheitsziele zu erreichen. Durch die Festlegung realistischer und erreichbarer Ziele wird die Motivation gestärkt und der Weg zur Gesundheit klarer.
- Motivation spielt eine entscheidende Rolle beim Durchhaltevermögen und der Kontinuität bei der Aufrechterhaltung gesunder Verhaltensweisen. Es gibt Zeiten, in denen es schwierig sein kann, sich zu motivieren und auf Kurs zu bleiben, insbesondere wenn Rückschläge auftreten oder der Alltag stressig wird. Eine hohe Motivation kann dabei helfen, diese Herausforderungen zu überwinden und den Fokus auf die langfristige Gesundheit zu halten.
- Motivation wirkt sich positiv auf unser emotionales Wohlbefinden aus, was wiederum Auswirkungen auf unsere körperliche Gesundheit hat. Wenn wir motiviert sind, positive Veränderungen in unserem Leben vorzunehmen und unsere Ziele zu erreichen, fühlen wir uns in der Regel zufriedener, glücklicher und ausgeglichener. Dieses emotionale Wohlbefinden kann dazu beitragen, den Stress zu reduzieren, das Immunsystem zu stärken und das allgemeine Wohlbefinden zu verbessern.
- Motivation ist eng mit dem Glauben an die eigene Selbstwirksamkeit verbunden - also dem Glauben daran, dass man in der Lage ist, bestimmte Aufgaben zu bewältigen und Veränderungen herbeizuführen. Eine hohe Motivation stärkt das Vertrauen in die eigenen Fähigkeiten und die Überzeugung, dass man in der Lage ist, gesundheitsbezogene Ziele zu erreichen. Dies wiederum führt zu einem positiven Effekt auf die Gesundheit und das Wohlbefinden.

Um die Motivation für eine gesunde Lebensweise aufrechtzuerhalten, können verschiedene Strategien angewendet werden:

- Identifizieren Sie Ihre persönlichen Gründe für eine gesunde Lebensweise: Überlegen Sie, welche individuellen Motivationsfaktoren für Sie wichtig sind. Dies können zum Beispiel das Streben nach einem besseren körperlichen Wohlbefinden, die Sorge um langfristige Gesundheit, das Verlangen nach mehr Energie oder das Bedürfnis, sich wohler in der eigenen Haut zu fühlen, sein. Indem Sie Ihre persönlichen Gründe verstehen, können Sie Ihre Motivation gezielt darauf ausrichten.
- Setzen Sie realistische Ziele: Es ist wichtig, realistische und erreichbare Ziele zu setzen, die mit Ihrer Gesundheit und Ihrem Lebensstil im Einklang stehen. Überlegen Sie, was Sie erreichen möchten und definieren Sie konkrete Schritte, die Sie unternehmen können, um diese Ziele zu erreichen. Durch die Festlegung von Meilensteinen und kleinen Erfolgen auf dem Weg können Sie Ihre Motivation aufrechterhalten und sich kontinuierlich weiterentwickeln.
- Finden Sie Inspiration: Inspirationsquellen können Ihnen helfen, Ihre Motivation aufrechtzuerhalten. Das können Bücher, Artikel, Filme, Podcasts oder persönliche Geschichten von Menschen sein, die ähnliche Ziele erreicht haben. Suchen Sie nach positiven Vorbildern und lassen Sie sich von deren Erfolgsgeschichten inspirieren. Das Wissen um andere Menschen, die ähnliche Herausforderungen bewältigt haben, kann Ihnen den Glauben an Ihre eigene Motivation stärken.
- Schaffen Sie eine unterstützende Umgebung: Um Ihre Motivation aufrechtzuerhalten, ist es wichtig, eine Umgebung zu schaffen, die Sie dabei unterstützt, gesunde Entscheidungen zu treffen. Umgeben Sie sich mit Menschen, die ähnliche Ziele haben und Sie in Ihren Bemühungen unterstützen. Vermeiden Sie negative Einflüsse und schaffen Sie stattdessen eine positive und unterstützende Atmosphäre.
- Bleiben Sie flexibel und lernbereit: Es ist normal, dass es auf dem Weg zur Erreichung Ihrer Gesundheitsziele Herausforderungen und Rückschläge geben kann. Seien Sie bereit, sich anzupassen und neue Wege zu finden, um Hindernisse zu überwinden. Lernen Sie aus Ihren Erfahrungen und nutzen Sie Rückschläge als Möglichkeit, zu wachsen und Ihre Motivation zu stärken.
- Pflegen Sie Selbstfürsorge: Achten Sie auf sich selbst und nehmen Sie sich Zeit für Ruhe, Entspannung und Selbstfürsorge. Wenn Sie sich gut um sich selbst kümmern, steigert dies Ihr Wohlbefinden und Ihre Motivation. Sorgen Sie für ausreichend Schlaf, gesunde Ernährung, regelmäßige Bewegung und Stressbewältigungstechniken wie Meditation oder Yoga.

11.1 Die Auswirkungen von Motivation auf die körperliche und geistige Gesundheit:

Motivation spielt eine entscheidende Rolle für die Förderung von körperlicher und geistiger Gesundheit. Wenn wir motiviert sind, positive Veränderungen in unserem Leben vorzunehmen und gesunde Gewohnheiten zu entwickeln, können wir die Auswirkungen auf unseren Körper und Geist spüren.

Körperliche Gesundheit: Motivation kann uns dazu inspirieren, regelmäßige körperliche Aktivität auszuüben, eine gesunde Ernährung beizubehalten und auf ausreichend Schlaf zu achten. Durch regelmäßige Bewegung können wir unsere körperliche Fitness verbessern, unsere Ausdauer steigern und das Risiko für verschiedene Krankheiten wie Herz-Kreislauf-Erkrankungen, Diabetes und Übergewicht reduzieren. Eine gesunde Ernährung versorgt unseren Körper mit wichtigen Nährstoffen und stärkt unser Immunsystem. Ausreichender Schlaf ist entscheidend für eine optimale Funktion des Körpers, die Regeneration und die geistige Klarheit. Motivation hilft uns, diese gesunden Gewohnheiten beizubehalten, selbst wenn es manchmal schwerfällt.

Geistige Gesundheit: Motivation kann auch einen großen Einfluss auf unsere geistige Gesundheit haben. Indem wir uns motivieren, positive Denkmuster zu entwickeln und uns um unsere geistige Gesundheit zu kümmern, können wir Stress reduzieren, das Selbstwertgefühl steigern und emotionales Wohlbefinden erreichen. Motivation zur Selbstreflexion und Achtsamkeit kann uns helfen, unsere Gedanken und Emotionen besser zu verstehen und positive Veränderungen in unserem Denken und Verhalten zu fördern. Zudem können wir durch die Motivation zur Weiterentwicklung neuer Fähigkeiten und Interessen unsere geistige Stärke und Resilienz stärken.

11.2 Motivation zur Veränderung ungesunder Gewohnheiten:

Oftmals sind ungesunde Gewohnheiten tief verwurzelt und schwer zu ändern. Die Motivation, diese Gewohnheiten zu überwinden, ist jedoch ein entscheidender Schritt auf dem Weg zu einem gesünderen Lebensstil.

Die Motivation zur Veränderung ungesunder Gewohnheiten kann aus verschiedenen Gründen entstehen. Dies kann das Verlangen nach mehr Energie und Vitalität sein, die Sorge um die langfristige Gesundheit, das Streben nach einem besseren Aussehen oder das Bedürfnis, sich wohler in der eigenen Haut zu fühlen. Indem wir uns unserer persönlichen Motivatoren bewusst werden, können wir diese nutzen, um uns bei der Veränderung ungesunder Gewohnheiten anzuspornen.

Um die Motivation zur Veränderung ungesunder Gewohnheiten aufrechtzuerhalten, ist es hilfreich, realistische Ziele zu setzen und kleine Schritte in Richtung dieser Ziele zu unternehmen. Es kann auch hilfreich sein, sich Unterstützung von Freunden, Familienmitgliedern oder professionellen Coaches oder Therapeuten zu holen. Durch das Teilen unserer Ziele und Fortschritte mit anderen können wir uns gegenseitig motivieren und Verantwortung übernehmen.

11.3 Motivation zur Selbstpflege und Stressbewältigung:

Die Motivation zur Selbstpflege und Stressbewältigung ist von großer Bedeutung, um ein gesundes Gleichgewicht zwischen Arbeit, Beziehungen und persönlicher Zeit zu erreichen. Stress kann sich negativ auf unsere körperliche und geistige Gesundheit auswirken, daher ist es wichtig, geeignete Strategien zu entwickeln, um damit umzugehen.

Die Motivation zur Selbstpflege beinhaltet die bewusste Entscheidung, sich regelmäßig um sich selbst zu kümmern und für das eigene Wohlbefinden zu sorgen. Dies kann verschiedene Aktivitäten umfassen, wie zum Beispiel regelmäßige Entspannungsübungen wie Meditation oder Yoga, das Lesen eines Buches, das Ausüben eines Hobbys, das Genießen von Natur und frischer Luft, das Treffen mit Freunden oder das Verwöhnen des eigenen Körpers mit einer Massage oder einem entspannenden Bad. Indem wir uns Zeit für uns selbst nehmen und uns bewusst erlauben, uns zu entspannen und aufzutanken, können wir unseren Stress reduzieren und unser Wohlbefinden steigern.

Darüber hinaus ist die Motivation zur Stressbewältigung von großer Bedeutung. Dies beinhaltet die Entwicklung effektiver Strategien, um mit Stress umzugehen und ihn zu reduzieren. Dazu gehört das Erlernen von Stressmanagement-Techniken wie zum Beispiel Zeitmanagement, Prioritätensetzung und Delegieren von Aufgaben. Die Fähigkeit, Stress zu erkennen und angemessen darauf zu reagieren, ist ein wichtiger Schritt zur Förderung unserer geistigen und emotionalen Gesundheit. Durch die Motivation, Stressbewältigungstechniken zu erlernen und anzuwenden, können wir unsere Resilienz stärken und besser mit den Herausforderungen des Alltags umgehen.

Es ist wichtig zu beachten, dass die Motivation zur Selbstpflege und Stressbewältigung individuell ist. Jeder Mensch hat unterschiedliche Bedürfnisse und Präferenzen, wenn es darum geht, sich um sich selbst zu kümmern und mit Stress umzugehen. Es ist daher wichtig, die eigenen Bedürfnisse zu erkennen und die Strategien zu finden, die am besten zu einem passen. Durch die bewusste Entscheidung, sich regelmäßig Zeit für die Selbstpflege zu nehmen und effektive Stressbewältigungstechniken zu nutzen, können wir unsere Motivation aufrechterhalten und unsere Gesundheit und unser Wohlbefinden langfristig fördern.

12. Schlussfolgerung:

Motivation ist ein entscheidender Faktor für persönliches Wachstum, beruflichen Erfolg und ein erfülltes Leben. Durch die Auseinandersetzung mit verschiedenen Aspekten der Motivation haben wir einen umfassenden Einblick in ihre Definition, Bedeutung und die verschiedenen Arten und Motivationsfaktoren erhalten. Wir haben gesehen, wie Motivation unsere Handlungen antreibt, unsere Ziele beeinflusst und unsere Erfahrungen formt.

Motivation ist jedoch kein statischer Zustand, sondern erfordert kontinuierliche Pflege und Aufrechterhaltung. Wir haben Strategien zur Steigerung und Aufrechterhaltung der Motivation untersucht, sei es durch das Setzen realistischer Ziele, den Einsatz von Visualisierungstechniken, positive Selbstgespräche oder die Schaffung einer motivierenden Arbeitsumgebung. Wir haben gelernt, wie wir Hindernisse und Motivationslöcher überwinden können und wie wir unsere Motivation langfristig aufrechterhalten können.

Darüber hinaus haben wir erkannt, dass Motivation nicht nur auf individueller Ebene wichtig ist, sondern auch in zwischenmenschlichen Beziehungen, sei es in romantischen Beziehungen, Freundschaften oder Familienbeziehungen. Die Motivation kann eine treibende Kraft sein, um Bindungen zu stärken, gemeinsame Ziele zu erreichen und gegenseitige Unterstützung zu bieten.

Neben den persönlichen Auswirkungen haben wir auch die Rolle der Motivation im beruflichen Kontext untersucht. Von Motivationstheorien im Arbeitsleben über die Bedeutung von Führung und einer motivierenden Arbeitsumgebung bis hin zur Steigerung des Mitarbeiterengagements haben wir erkannt, dass Motivation eine entscheidende Rolle für Produktivität, Zufriedenheit und Erfolg am Arbeitsplatz spielt.

Schließlich haben wir gesehen, wie Motivation auch einen direkten Einfluss auf unsere körperliche und geistige Gesundheit hat. Durch die Motivation zur Veränderung ungesunder Gewohnheiten, die Motivation zur Selbstpflege und Stressbewältigung können wir ein gesundes Gleichgewicht schaffen und unsere Lebensqualität verbessern.

Insgesamt ist Motivation ein facettenreiches Thema, das viele Bereiche unseres Lebens beeinflusst. Es erfordert Selbstreflexion, Selbstbewusstsein und die Bereitschaft, aktiv an der Aufrechterhaltung unserer Motivation zu arbeiten. Indem wir die Konzepte und Strategien, die wir in diesem Buch untersucht haben, in unser tägliches Leben integrieren, können wir unsere Motivation steigern, unsere Ziele erreichen und ein erfülltes und erfolgreiches Leben führen. Motivation ist der Schlüssel, der uns dazu befähigt, unser volles Potenzial auszuschöpfen und unsere Träume zu verwirklichen. Es liegt an uns, diese Motivation zu kultivieren und zu nutzen, um unser bestes Leben zu führen.

12.1 Zusammenfassung:

Das Motivationsbuch bietet einen umfassenden Einblick in das Thema Motivation und vermittelt relevante Informationen und praktische Strategien, um die eigene Motivation zu steigern und aufrechtzuerhalten. Es beginnt mit einer Einführung, die den Hintergrund und die Bedeutung von Motivation erklärt und das Ziel des Buches festlegt.

Der Leser erfährt zunächst, was Motivation ist und welche Rolle sie im persönlichen und beruflichen Leben spielt. Es werden die verschiedenen Arten der Motivation untersucht, darunter intrinsische, extrinsische und soziale Motivation. Zusätzlich werden persönliche Motivatoren identifiziert, um ein tieferes Verständnis für individuelle Antriebsfaktoren zu gewinnen.

Eine eingehende Betrachtung der Motivationstheorien, wie Maslows Bedürfnispyramide, die Selbstbestimmungstheorie und die Theorie der erlernten Hilflosigkeit, bietet dem Leser ein fundiertes Verständnis der psychologischen Grundlagen der Motivation.

Das Buch widmet sich auch der Überwindung von Hindernissen der Motivation, einschließlich Selbstzweifel, Prokrastination, Rückschlägen und Motivationslöchern. Es werden praktische Strategien vorgestellt, um diese Hindernisse zu bewältigen und die Motivation aufrechtzuerhalten.

Des Weiteren werden Strategien zur Steigerung der Motivation behandelt, wie das Setzen realistischer Ziele, Visualisierungstechniken, positive Selbstgespräche, effektives Zeitmanagement und die Entwicklung positiver Gewohnheiten.

Die Bedeutung von Motivation am Arbeitsplatz wird diskutiert, einschließlich Motivationstheorien im beruflichen Kontext, Führung und Schaffung einer motivierenden Arbeitsumgebung. Es werden auch Wege aufgezeigt, wie das Mitarbeiterengagement und die Motivation gesteigert werden können.

Motivation in zwischenmenschlichen Beziehungen, sei es in romantischen Beziehungen, Freundschaften oder Familienbeziehungen, wird ebenfalls behandelt. Der Leser erfährt, wie Motivation Bindungen stärken und zu einer positiven Dynamik in Beziehungen beitragen kann.

Darüber hinaus wird die Verbindung zwischen Motivation und Erfolg beleuchtet. Die Leser werden ermutigt, eine erfolgsorientierte Denkweise zu entwickeln, Hindernisse auf dem Weg zum Erfolg zu überwinden und den Erfolg als weiteren Antrieb für die Motivation zu nutzen.

Das Buch bietet auch Einblicke in die Aufrechterhaltung der Motivation, einschließlich Selbstmotivationstechniken, Inspiration finden und erhalten, den Umgang mit Motivationsflauten und die langfristige Motivation und Nachhaltigkeit.

Schließlich wird die Verbindung zwischen Motivation und Gesundheit behandelt. Es werden die Auswirkungen von Motivation auf die körperliche und geistige Gesundheit, die Motivation zur Veränderung ungesunder Gewohnheiten und zur Selbstpflege sowie zur Stressbewältigung erläutert.

Insgesamt bietet das Motivationsbuch eine umfassende Anleitung zur Steigerung der Motivation in verschiedenen Lebensbereichen. Es vermittelt Wissen, inspiriert zum Handeln und bietet praktische Strategien, um die eigene Motivation zu steigern und langfristig aufrechtzuerhalten. Durch das Verständnis der psychologischen Grundlagen der Motivation und den Einsatz verschiedener Techniken und Strategien können Leser ihre Ziele erreichen, Hindernisse überwinden und ein erfüllteres und erfolgreicheres Leben führen.

Das Buch legt einen Schwerpunkt auf die individuelle Motivation und ermutigt die Leser, ihre persönlichen Motivatoren zu identifizieren und zu verstehen. Es bietet eine Vielzahl von Ansätzen, um die intrinsische Motivation zu fördern, indem es auf die Bedeutung von Selbstreflexion, Selbstverwirklichung und persönlicher Entwicklung hinweist. Gleichzeitig werden auch externe Motivationsfaktoren wie Belohnungen, Anerkennung und soziale Unterstützung betrachtet, um eine ganzheitliche Sichtweise auf Motivation zu bieten.

Das Buch vermittelt nicht nur theoretisches Wissen, sondern auch praktische Anleitungen und Übungen, die den Lesern helfen, das Gelernte in die Tat umzusetzen. Es ermutigt zur regelmäßigen Selbstreflexion, zum Festlegen realistischer Ziele, zum Entwickeln einer positiven Denkweise und zur Anwendung von bewährten Techniken wie Visualisierung und positiven Affirmationen. Es bietet auch Strategien zur Bewältigung von Rückschlägen, zur Überwindung von Prokrastination und zum effektiven Zeitmanagement.

Das Buch betont auch die Bedeutung von Motivation am Arbeitsplatz und zeigt auf, wie Führungskräfte eine motivierende Arbeitsumgebung schaffen können, in der Mitarbeiter ihr volles Potenzial entfalten können. Es stellt auch Möglichkeiten vor, wie Mitarbeiterengagement und Motivation durch gezielte Maßnahmen gefördert werden können.

Motivation in zwischenmenschlichen Beziehungen ist ein weiteres wichtiges Thema des Buches. Es erläutert, wie Motivation die Bindung in romantischen Beziehungen stärken kann, wie Freundschaften durch gemeinsame Ziele und Unterstützung gefördert werden und wie Familienbeziehungen durch motivierende und unterstützende Interaktionen gestärkt werden können.

Die Verbindung zwischen Motivation und Erfolg wird ebenfalls ausführlich behandelt. Das Buch ermutigt die Leser, ihre Ziele zu verfolgen, Hindernisse zu überwinden und den Erfolg als Antrieb für weitere Motivation zu nutzen. Es bietet Strategien zur Entwicklung einer erfolgsorientierten Denkweise und zur Bewältigung von Herausforderungen auf dem Weg zum Erfolg.

Ein weiterer wichtiger Aspekt des Buches ist die Aufrechterhaltung der Motivation. Es werden verschiedene Techniken und Ansätze vorgestellt, um die Motivation langfristig aufrechtzuerhalten, einschließlich der Nutzung von Selbstmotivationstechniken, der Suche nach Inspiration und der Bewältigung von Motivationsflauten. Es werden auch Strategien zur Schaffung nachhaltiger Motivation und zur Integration positiver Gewohnheiten in den Alltag vermittelt.

Abschließend betont das Buch die Bedeutung der Motivation für die Gesundheit und das Wohlbefinden. Es zeigt auf, wie Motivation einen positiven Einfluss auf die körperliche und geistige Gesundheit haben kann und wie sie zur Verbesserung ungesunder Gewohnheiten, zur Selbstpflege und zur Stressbewältigung beitragen kann. Es werden verschiedene Möglichkeiten aufgezeigt, wie Motivation genutzt werden kann, um einen gesunden Lebensstil zu fördern, wie zum Beispiel regelmäßige körperliche Aktivität, gesunde Ernährung und Stressmanagement-Techniken.

Das Motivationsbuch schließt mit einer Schlussfolgerung, die die wichtigsten Erkenntnisse zusammenfasst. Es betont noch einmal die Bedeutung der Motivation in allen Lebensbereichen und hebt hervor, dass Motivation ein dynamischer Prozess ist, der kontinuierliche Arbeit erfordert. Es ermutigt die Leser, die erlernten Konzepte und Strategien anzuwenden und ihre Motivation aktiv zu pflegen, um ein erfülltes und erfolgreiches Leben zu führen.

Insgesamt bietet das Motivationsbuch eine umfassende Anleitung zur Steigerung der Motivation in verschiedenen Bereichen des Lebens. Es vermittelt theoretisches Wissen, praktische Strategien und Übungen, um die Motivation zu steigern und aufrechtzuerhalten. Es bietet Einsichten in die psychologischen Grundlagen der Motivation, zeigt verschiedene Motivationstheorien auf und bietet praktische Lösungsansätze für die Bewältigung von Hindernissen und die Förderung von langfristiger Motivation. Das Buch ist ein wertvolles Werkzeug für alle, die ihre Motivation stärken möchten, um ihre Ziele zu erreichen und ein erfülltes und erfolgreiches Leben zu führen.

12.2 Ausblick und Ermutigung zur langfristigen Motivation:

Im abschließenden Teil des Motivationsbuchs wird ein Ausblick auf die Bedeutung und den Wert langfristiger Motivation gegeben. Es wird betont, dass Motivation kein kurzfristiges Phänomen sein sollte, das nur für einen bestimmten Zeitraum aufrechterhalten wird. Stattdessen ist es wichtig, eine langfristige und nachhaltige Motivation zu entwickeln, um kontinuierlich an persönlichen Zielen zu arbeiten und ein erfülltes Leben zu führen.

Die Leser werden ermutigt, ihre Motivation als einen lebenslangen Prozess zu betrachten. Motivation kann durch regelmäßige Selbstreflexion und Selbstbewertung gestärkt werden. Es ist wichtig, sich immer wieder bewusst zu machen, warum bestimmte Ziele wichtig sind und welchen Wert sie im Leben haben. Dies hilft, den Fokus aufrechtzuerhalten und den Antrieb für kontinuierliche Fortschritte aufrechtzuerhalten.

Darüber hinaus werden verschiedene Strategien zur langfristigen Motivation vorgestellt. Dazu gehören die regelmäßige Neubewertung und Anpassung von Zielen, die Aufrechterhaltung einer positiven Einstellung, das Finden von Inspiration durch Vorbilder oder Mentoren, das Feiern von Erfolgen und Meilensteinen, das Lernen aus Rückschlägen und die Umgebung von motivierenden Menschen und Umgebungen.

Es wird auch betont, dass Motivation ein individueller Prozess ist und jeder seine eigenen Motivatoren und Anreize hat. Daher ist es wichtig, dass jeder Leser seine persönlichen Motivationsfaktoren identifiziert und darauf aufbaut. Die Leser werden ermutigt, ihre intrinsische Motivation zu kultivieren, indem sie ihre Leidenschaften und Interessen verfolgen und ihre persönlichen Werte und Überzeugungen in ihre Ziele integrieren.

Ein weiterer wichtiger Aspekt ist die Kontinuität und Konsistenz in der Motivationspraxis. Motivation sollte nicht auf bestimmte Zeiträume oder spezifische Ziele beschränkt sein, sondern als kontinuierlicher Antrieb betrachtet werden, der das tägliche Handeln und die Entscheidungen beeinflusst. Regelmäßige Motivationsübungen, wie das Festhalten an positiven Gewohnheiten, das Lesen inspirierender Literatur oder das Teilnehmen an motivierenden Veranstaltungen, können helfen, die Motivation aufrechtzuerhalten.

Abschließend wird den Lesern verdeutlicht, dass Motivation ein ständiger Begleiter im Leben sein sollte. Es ist ein Werkzeug, das ihnen hilft, ihre Ziele zu erreichen, Herausforderungen zu bewältigen und ein erfülltes und erfolgreiches Leben zu führen. Indem sie ihre Motivation kontinuierlich pflegen und aufrechterhalten, können sie ihre Träume verwirklichen und ihr volles Potenzial entfalten.

Der Ausblick und die Ermutigung zur langfristigen Motivation bieten den Lesern eine Perspektive auf die Bedeutung der kontinuierlichen Motivation und ermutigen sie, sich auf den langfristigen Erfolg zu konzentrieren. Sie dienen als Motivation, um über Hindernisse hinwegzukommen, Rückschläge zu überwinden und immer wieder neue Ziele zu setzen. Die Leser werden ermutigt, sich bewusst Zeit für die Motivation zu nehmen und regelmäßig ihre Ziele zu überprüfen und anzupassen. Dies ermöglicht es ihnen, auf Kurs zu bleiben und ihre Motivation kontinuierlich zu erneuern.

Die langfristige Motivation erfordert auch eine gewisse Selbstreflexion und Selbstpflege. Es ist wichtig, auf die eigenen Bedürfnisse und Grenzen zu achten und sich selbst ausreichend Ruhepausen und Erholung zu gönnen. Eine gesunde Work-Life-Balance und ein positives emotionales Wohlbefinden tragen dazu bei, die Motivation aufrechtzuerhalten und ein langfristig erfülltes Leben zu führen.

Zusätzlich wird in der Ermutigung zur langfristigen Motivation betont, dass es wichtig ist, sich selbst kleine Erfolge anzuerkennen und zu feiern. Das Festhalten an positiven Gewohnheiten und das regelmäßige Setzen von realistischen Zielen helfen dabei, Fortschritte zu machen und das Gefühl des Erfolgs zu erleben. Dies wiederum stärkt die Motivation und den Glauben an die eigenen Fähigkeiten.

Es wird auch auf die Bedeutung des Umfelds hingewiesen. Motivation kann durch die Interaktion mit motivierten Menschen, Mentoren oder Coaches unterstützt werden. Das Umfeld sollte inspirierend und unterstützend sein, um die langfristige Motivation aufrechtzuerhalten. Der Austausch von Erfahrungen, das Teilen von Erfolgen und das gegenseitige Unterstützen können die Motivation weiter stärken.

Abschließend wird den Lesern nahegelegt, die Reise der Motivation als eine lebenslange Entdeckungsreise zu betrachten. Motivation ist kein einmaliges Ereignis, sondern ein kontinuierlicher Prozess, der angepasst und weiterentwickelt werden kann. Die Leser werden ermutigt, neugierig zu bleiben, neue Interessen und Ziele zu entdecken und immer wieder neue Wege der Motivation zu erkunden.

Die Ermutigung zur langfristigen Motivation dient als Abschluss des Motivationsbuchs und soll die Leser dazu inspirieren, ihre Motivation nicht als vorübergehendes Phänomen zu betrachten, sondern als einen lebenslangen Antrieb, der sie auf ihrer persönlichen und beruflichen Reise begleitet. Durch die Pflege und Aufrechterhaltung der Motivation können sie ihre Ziele erreichen, ihre Träume verwirklichen und ein erfülltes und erfolgreiches Leben führen.

Anhang:

Arbeitsblätter und Übungen zur Selbstreflexion und Motivationssteigerung:

1. Arbeitsblatt: "Meine Motivationsfaktoren" - Dieses Arbeitsblatt hilft den Lesern, ihre persönlichen Motivationsfaktoren zu identifizieren und zu verstehen. Es enthält Fragen, die sie dazu anregen, ihre intrinsischen und extrinsischen Motivationsquellen zu erkunden und aufzuschreiben. Anhand dieser Informationen können sie ihre Motivation gezielt steigern.
2. Übung: "Visualisierung meiner Ziele" - In dieser Übung werden die Leser dazu aufgefordert, sich ihre Ziele in allen Details vorzustellen. Sie sollen die Vorstellungskraft nutzen, um sich vorzustellen, wie es sich anfühlt, ihr Ziel zu

erreichen. Diese Übung hilft dabei, die Motivation aufrechtzuerhalten, indem sie einen klaren Fokus und eine positive Ausrichtung schafft.

3. Arbeitsblatt: "Motivationshindernisse erkennen und überwinden" - Dieses Arbeitsblatt unterstützt die Leser dabei, potenzielle Hindernisse zu identifizieren, die ihrer Motivation im Weg stehen könnten. Sie werden aufgefordert, diese Hindernisse aufzuschreiben und mögliche Lösungsstrategien zu entwickeln, um sie zu überwinden. Diese Übung fördert die Selbstreflexion und gibt den Lesern konkrete Handlungsschritte, um ihre Motivation aufrechtzuerhalten.

Literaturverzeichnis mit empfohlener weiterführender Literatur:

- Deci, E.L., & Ryan, R.M. (2000). The "what" and "why" of goal pursuits: Human needs and the self-determination of behavior. Psychological Inquiry, 11(4), 227-268.
- Pink, D.H. (2009). Drive: The Surprising Truth About What Motivates Us. Riverhead Books.
- Dweck, C.S. (2006). Mindset: The New Psychology of Success. Ballantine Books.
- Csikszentmihalyi, M. (2008). Flow: The Psychology of Optimal Experience. Harper Perennial Modern Classics.
- Grant, A. (2013). Give and Take: A Revolutionary Approach to Success. Penguin Books.

Glossar mit wichtigen Begriffen und Definitionen:

- Intrinsische Motivation: Motivation, die aus dem inneren Antrieb heraus entsteht, wie persönliches Interesse, Freude oder Zufriedenheit bei der Ausführung einer Aufgabe.
- Extrinsische Motivation: Motivation, die von äußeren Anreizen wie Belohnungen, Anerkennung oder sozialem Druck abhängt.
- Selbstreflexion: Die Fähigkeit, über die eigenen Gedanken, Gefühle, Handlungen und Motivationen nachzudenken und sie zu verstehen.
- Motivationsfaktoren: Die Ursachen oder Einflüsse, die das Verhalten und die Motivation einer Person beeinflussen. Sie können sowohl intrinsischer als auch extrinsischer Natur sein.
- Prokrastination: Das Aufschieben von Aufgaben oder Vermeidung von Handlungen, die erledigt werden müssen.
- Selbstbestimmung: Das Gefühl der Autonomie und Selbstkontrolle über das eigene Handeln und die eigenen Entscheidungen.

Arbeitsblätter und Übungen zur Selbstreflexion und Motivationssteigerung:

1. Arbeitsblatt: "Meine Motivationsfaktoren"
   - Erstellen Sie eine Liste Ihrer persönlichen Motivationsfaktoren, sowohl intrinsisch als auch extrinsisch.
   - Reflektieren Sie, warum diese Faktoren Sie motivieren und welchen Einfluss sie auf Ihr Verhalten haben.
   - Identifizieren Sie konkrete Maßnahmen, um diese Motivationsfaktoren in Ihrem Alltag zu stärken und Ihre Motivation zu steigern.
2. Übung: "Visualisierung meiner Ziele"
   - Wählen Sie ein langfristiges Ziel aus und visualisieren Sie es in allen Details.
   - Schließen Sie die Sinne mit ein: Wie sieht es aus, wie fühlt es sich an, wie hört es sich an?
   - Beschreiben Sie Ihre Vision schriftlich oder erstellen Sie eine Vision Board mit Bildern, um Ihre Motivation zu verstärken und Ihren Fokus auf das Ziel zu lenken.

3. Arbeitsblatt: "Motivationshindernisse erkennen und überwinden"
   - Identifizieren Sie mögliche Hindernisse, die Ihrer Motivation im Weg stehen könnten, wie Zeitmangel, Selbstzweifel oder Ablenkungen.
   - Reflektieren Sie über Ihre persönlichen Strategien, um diese Hindernisse zu überwinden.
   - Entwickeln Sie einen Aktionsplan, um mit diesen Hindernissen umzugehen und Ihre Motivation aufrechtzuerhalten.
4. Übung: "Motivationsjournal"
   - Führen Sie ein Motivationsjournal, in dem Sie regelmäßig Ihre Erfolge, Fortschritte und motivierende Erlebnisse festhalten.
   - Reflektieren Sie über die Gründe, warum Sie motiviert sind, und notieren Sie, wie sich Ihre Motivation auf Ihre Ziele auswirkt.
   - Nutzen Sie das Motivationsjournal als Inspirationsquelle in Zeiten, in denen Ihre Motivation nachlässt.
5. Arbeitsblatt: "Stärken und Ziele"
   - Identifizieren Sie Ihre persönlichen Stärken und schreiben Sie diese auf.
   - Überlegen Sie, wie Sie Ihre Stärken in Ihren Zielen und Aufgaben nutzen können, um Ihre Motivation zu stärken.
   - Setzen Sie sich SMARTe Ziele (spezifisch, messbar, erreichbar, relevant, zeitgebunden), die auf Ihren Stärken aufbauen und Ihre Motivation unterstützen.

Schlusswort:

In diesem Buch haben wir eine umfassende Reise durch das Thema Motivation unternommen. Wir haben die verschiedenen Aspekte der Motivation, ihre Bedeutung im persönlichen und beruflichen Leben, die verschiedenen Motivationsfaktoren und -theorien sowie zahlreiche Strategien zur Motivationssteigerung und -erhaltung behandelt. Dabei haben wir gelernt, dass Motivation ein entscheidender Schlüssel zum Erfolg und zur persönlichen Erfüllung ist.

Es ist wichtig zu verstehen, dass Motivation nicht nur ein vorübergehender Zustand ist, sondern eine ständige Anstrengung erfordert. Es gibt Höhen und Tiefen auf dem Weg zur Erreichung unserer Ziele, und wir müssen mit Hindernissen und Rückschlägen umgehen. Doch mit den richtigen Werkzeugen, Techniken und einer positiven Einstellung können wir unsere Motivation aufrechterhalten und weiterhin voranschreiten.

Als Autor dieses Buches, Dennis Giersig, war es mir ein Anliegen, Ihnen einen umfassenden Leitfaden zur Motivation zur Verfügung zu stellen. Mit meiner Erfahrung als Motivationstrainer und Psychologe habe ich versucht, die neuesten Erkenntnisse aus der Motivationspsychologie und bewährte Strategien aus der Praxis in diesem Buch zu vereinen. Mein Ziel war es, Ihnen praktische Werkzeuge und Einsichten zu geben, die Sie auf Ihrem eigenen Motivationsweg unterstützen.

Es ist meine Überzeugung, dass jeder Mensch das Potenzial hat, seine innere Motivation zu entfachen und erfolgreich zu sein. Jeder hat einzigartige Ziele, Träume und Ambitionen, die es wert sind, verfolgt zu werden. Die Motivation ist der Treibstoff, der uns vorantreibt, auch in schwierigen Zeiten nicht aufzugeben und nachhaltige Erfolge zu erzielen.

Ich hoffe, dass dieses Buch Ihnen dabei geholfen hat, ein tieferes Verständnis für die Motivation zu entwickeln und die Werkzeuge und Strategien zu finden, die zu Ihnen passen. Es ist mein Wunsch, dass Sie die darin enthaltenen Informationen und Übungen aktiv anwenden und sie in Ihr tägliches Leben integrieren, um Ihre Motivation zu stärken und Ihre Ziele zu erreichen.

Ich danke Ihnen für Ihre Aufmerksamkeit und Ihr Vertrauen. Mögen Sie den Mut, die Entschlossenheit und die innere Motivation finden, um Ihre Träume zu verwirklichen und ein erfülltes Leben zu führen.

Herzlichst,

Dennis Giersig Motivationstrainer und Autor